髋膝关节手术及康复 500 问

主　编　柳　剑　黄　野　王现海
编　者　（按姓名汉语拼音排序）
　　　　陈红云　方　锐　冯　涛　高小雁　黄　岩
　　　　李　兵　李东旭　李晓明　刘国彬　刘　阳
　　　　那日苏　沙　宇　司文腾　孙效虎　王武炼
　　　　徐海军　杨久山　杨伟毅　张海静　郑桂丽
　　　　郑佳明　朱　旭
绘　图　贾　璞

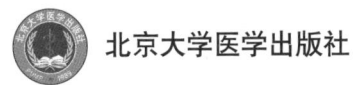

北京大学医学出版社

KUANXI GUANJIE SHOUSHU JI KANGFU 500 WEN

图书在版编目（CIP）数据

髋膝关节手术及康复500问 / 柳剑，黄野，王现海主编. -- 北京：北京大学医学出版社，2024.7（2025.6重印）. -- ISBN 978-7-5659-2642-6

Ⅰ. R687.4-44

中国国家版本馆CIP数据核字第202402RL42号

髋膝关节手术及康复 500 问

主　　编：柳　剑　黄　野　王现海
出版发行：北京大学医学出版社
地　　址：（100191）北京市海淀区学院路 38 号　北京大学医学部院内
电　　话：发行部 010-82802230；图书邮购 010-82802495
网　　址：http://www.pumpress.com.cn
E-mail：booksale@bjmu.edu.cn
印　　刷：中煤（北京）印务有限公司
经　　销：新华书店
责任编辑：李　娜　责任校对：靳新强　责任印制：李　啸
开　　本：880 mm × 1230 mm　1/32　印张：6.25　字数：180 千字
版　　次：2024 年 7 月第 1 版　2025 年 6 月第 2 次印刷
书　　号：ISBN 978-7-5659-2642-6
定　　价：35.00 元
版权所有，违者必究
（凡属质量问题请与本社发行部联系退换）

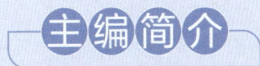

主编简介

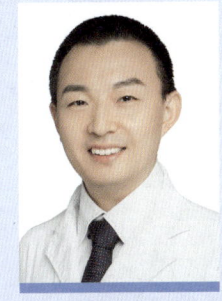

柳剑

北京大学临床医学博士，北京积水潭医院保膝治疗与研究中心副主任医师。现任中国老年保健协会骨关节保护与健康分会常务委员兼秘书，北京围手术期医学研究会保膝分会秘书长，中国研究型医院学会关节外科专业委员会膝关节保护与矫形学组委员兼秘书，中国老年学和老年医学学会老年骨科分会保膝学组第一届委员会秘书、委员，外固定架学组委员，世界中医药学会联合会骨关节疾病专业委员常务委员。擅长膝关节单髁置换术、膝关节周围截骨术、人工髋膝关节置换术及下肢复杂畸形的矫正。重视髋膝关节置换术及膝关节周围截骨术的术前设计和术中标准化操作，重视髋膝关节围手术期管理、快速康复及对患者的健康教育。多年来致力于推广膝关节骨关节炎阶梯治疗的理念，传播 AO 膝关节周围截骨术标准操作理论及技术、牛津膝关节单髁置换术理论及技术。主持及录制多期人工髋膝关节围手术期相关理论、技术及疾病预防的科普讲座及视频。多次在国内多个省市自治区举办的继续教育课程、国内外保膝论坛上做主题演讲。在核心期刊上发表学术论文多篇，参编《髋膝关节置换快优临床路径及康复指南》等多部专业书籍。

主编简介

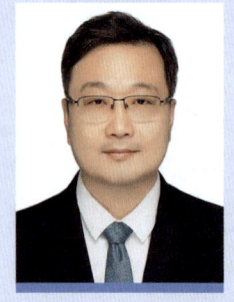

黄野

北京积水潭医院保膝治疗与研究中心主任医师、负责人。现任AO技术委员会（AOTC）委员、AO国际保关节专家组（PJPGEC）常委、中国老年保健协会骨关节保护与健康分会会长、北京围手术期医学研究会保膝分会主任委员、中国老年学和老年医学学会老年骨科分会保膝学组组长、中国研究型医院学会关节外科专业委员会膝关节保护与矫形学组组长，并在其他多个国内外学会任委员，在多个杂志任编委。倡导膝关节骨关节炎的阶梯化、微创化、精准化外科治疗，致力于单髁置换技术、截骨矫形和软骨修复技术在世界范围的推广和普及。

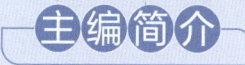

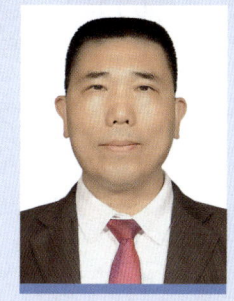

王现海

北京大学临床骨科学博士，主任医师，北京市创新工作室领军人才，北京市昌平区医院骨科负责人、副主任，北京市昌平区残疾和工伤鉴定专家。师从北京大学人民医院骨肿瘤科郭卫教授，后跟随北京积水潭医院保膝治疗与研究中心黄野教授学习并传播保膝理念和技术。任中国老年学和老年医学学会老年骨科分会保膝学组副组长、中国老年保健协会骨关节保护与健康分会常务委员、中国医药教育协会骨并发症专业委员会常务委员、北京医学会骨科学分会脊柱微创学组委员、北京市昌平区医学会骨外科分会主任委员。参与并主持多项国家级、省部级重点攻关科技项目。先后荣获"北京市扶残助残先进个人""昌平区优秀科技工作者""第七届北京优秀医师"称号。

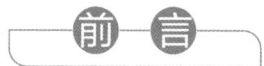

随着人口老龄化的加剧，骨科疾患尤其是膝关节和髋关节疾患逐渐成为中老年人最常见的疾患之一，严重影响了他们的生活质量。随着人们生活水平的提高及观念的转变，髋膝关节手术包括保膝手术（如膝关节周围截骨术、单髁置换术）、膝关节置换术、保髋手术、髋关节置换术已被越来越多的人所接受。而完美的手术效果不仅仅取决于精湛的手术技术和护理水平，也离不开患者的理解与参与，离不开系统、科学的康复锻炼，康复锻炼的好坏直接影响到各种手术的临床效果。越来越多的证据表明，康复锻炼不仅能够提高手术的安全性和成功率，还能显著减少并发症的发生，缩短患者的住院时间，降低患者的医疗支出。

由于很多患者及其家属和护工对康复的理解不够，以及对术后康复知识的获取渠道较少，因此不能很好地执行康复锻炼计划。对他们来说，"手术结束就意味着治疗的结束，出院后依靠其自然恢复"，这严重影响了手术效果。

本书采用一问一答的方式，用通俗易懂的语言和清晰的图片，对保膝手术和髋膝关节置换手术相关的基础知识和术后康复进行了专业、细致的介绍和示范，非常适合低年资或基层的医师、康复师、护理人员等阅读和参考，对患者及其家属、护工在日常生活中的应用也有一定的指导意义。

本书分为五章：第1、2章介绍了微创保膝术、全膝关节置换术和髋关节置换术的疾病相关知识、治疗原则、护理要点和康复要点；第3章介绍了快速康复的理念和进展，以及骨科手术患者的常见并发症（如疼痛和静脉血栓栓塞症）的相关知识及最新理念；第4章主要是患者的健康教育，这部分内容非常重要，但在其他书籍中涉及较少；第5章主要是髋膝关节的康复训练示范及注意事项，作者用照片的形式展示了多组膝关节及髋关节康复训练的方法，这些方法安全、简单、有效，方便学习，患者或家属无论在医院还是在家中，一看就懂，一学就会，非常实用，同时也便于骨科医生、康复师、护理人员了解和学习，并在工作中应用及推广。

  虽然我们在编写过程中几经审校，但仍可能存在疏漏和不足之处，敬请同行专家与读者不吝指正。希望通过本书的出版，能够加深广大医护人员和患者对微创保膝术及髋膝关节置换术围手术期康复的理解和应用，使患者的体能、心理和社会活动能力得到尽可能的恢复，早日回归生活、回归工作、回归社会。

主编

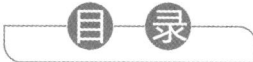

第1章 膝关节 / 1

第1节 概述 / 2

1. 膝关节的解剖结构是什么？/ 2
2. 膝关节的主要功能是什么？/ 3
3. 膝关节的常见疾病有哪些？/ 3
4. 什么是类风湿关节炎？/ 4
5. 什么是膝关节骨关节炎？/ 4
6. 膝关节骨关节炎的主要发病机制是什么？/ 4
7. 哪些人容易患膝关节骨关节炎？/ 4
8. 膝关节骨关节炎的主要分类是什么？/ 5
9. 原发性膝关节骨关节炎发生的危险因素有哪些？/ 5
10. 继发性膝关节骨关节炎发生的危险因素有哪些？/ 6
11. 膝关节骨关节炎的临床表现有哪些？/ 6
12. 膝关节骨关节炎的X线片表现有哪些？/ 6
13. 膝关节骨关节炎畸形的特点是什么？/ 6
14. 什么是膝内翻？/ 6
15. 什么是膝外翻？/ 7
16. 膝关节骨关节炎的疼痛如何分级？/ 7
17. 膝关节骨关节炎的疼痛特点是什么？/ 8
18. 造成膝关节骨关节炎疼痛的原因是什么？/ 8
19. 膝关节肿胀程度如何分级？/ 9
20. 膝关节骨关节炎肿胀的特点是什么？/ 9

21. 膝关节骨关节炎的功能障碍有哪些？/ 9
22. 何为膝关节间隙狭窄？/ 10
23. 膝关节骨关节炎的严重程度如何分度？/ 10
24. 膝关节骨关节炎的治疗过程是怎样的？/ 10
25. 膝关节骨关节炎的治疗原则是什么？/ 11
26. 膝关节骨关节炎保守治疗的方法有哪些？/ 11
27. 膝关节骨关节炎患者健康教育的要点有哪些？/ 11
28. 膝关节骨关节炎常用的物理治疗有哪些？/ 12
29. 膝关节骨关节炎常用的中药内治法有哪些？/ 12
30. 膝关节骨关节炎常用的中药外治法有哪些？/ 12
31. 中医推拿可以治疗膝关节骨关节炎吗？/ 12
32. 针灸可以治疗膝关节骨关节炎吗？/ 13
33. 小针刀可以治疗膝关节骨关节炎吗？/ 13
34. 电热针可以治疗膝关节骨关节炎吗？/ 13
35. 臭氧可以治疗膝关节骨关节炎吗？/ 13
36. 膝关节骨关节炎药物治疗的原则是什么？/ 14
37. 治疗膝关节骨关节炎的常用药物有哪些？/ 14
38. 常用的非甾体抗炎药有哪些？/ 14
39. 外用非甾体抗炎药的特点是什么？/ 14
40. 非甾体抗炎药的局限性有哪些？/ 15
41. 常用的软骨保护剂有哪些？/ 15
42. 什么是PRP？/ 16
43. PRP注射的适应证是什么？/ 16
44. 膝关节骨关节炎注射疗法的特点是什么？/ 16
45. 膝关节骨关节炎注射疗法的原则是什么？/ 16
46. 常用的膝关节骨关节炎注射疗法有哪些？/ 16
47. 膝关节腔内注射常用的药物有哪些？/ 16
48. 局部痛点注射的主要方法是什么？/ 17
49. 膝关节骨关节炎常见的有创治疗方法及手术治疗方法有哪些？/ 17
50. 什么是钻孔减压术？/ 17

第 2 节　保膝治疗 / 18

1. 什么是保膝治疗？/ 18
2. 为什么提出保膝治疗的理念？/ 18
3. 什么是中国特色的保膝治疗？/ 19
4. 保膝术在中国发展的两大理论基石是什么？/ 19
5. 什么是保膝术？/ 19
6. 保膝术的特点有哪些？/ 19
7. 全膝关节置换术和胫骨内侧高位截骨术治疗膝关节骨关节炎最大的区别是什么？/ 20
8. 膝关节单髁置换术和全膝关节置换术的区别是什么？/ 20
9. 全膝关节置换术的不足之处有哪些？/ 20
10. 什么是胫骨内侧高位截骨术？/ 21
11. 胫骨内侧高位截骨术的治疗原理是什么？/ 21
12. 胫骨内侧高位截骨术的优点是什么？/ 21
13. 胫骨内侧高位截骨术的适应证是什么？/ 21
14. 胫骨内侧高位截骨术后膝关节不再疼痛的原理是什么？/ 22
15. 膝关节软骨已经很薄了，做胫骨内侧高位截骨术的效果真的会好吗？/ 22
16. 患者对胫骨内侧高位截骨术的反应如何？/ 23
17. 胫骨内侧高位截骨术后还需要做膝关节置换术吗？/ 23
18. 胫骨内侧高位截骨术后还能劳动或做一些体育运动吗？/ 23
19. 胫骨内侧高位截骨术后多长时间可以下地活动？/ 23
20. 胫骨内侧高位截骨术后站立行走时用拐杖好，还是用助行器好？/ 24
21. 胫骨内侧高位截骨术后一般多长时间复查？/ 24
22. 胫骨内侧高位截骨术后能做下蹲动作吗？/ 24
23. 胫骨内侧高位截骨术后要取出腿内的钢板吗？/ 24
24. 胫骨内侧高位截骨术后膝外侧有麻木感怎么办？/ 25
25. 开放楔形胫骨内侧高位截骨术在近些年发生了哪些改变？/ 25
26. 胫骨内侧高位截骨术微创化手术技术的特点是什么？/ 25

27. 确保胫骨内侧高位截骨术成功的核心要素是什么？/ 25
28. 什么是膝关节单髁置换术？/ 25
29. 膝关节单髁置换术的治疗理念是什么？/ 26
30. 膝关节单髁置换术的适应证是什么？/ 26
31. 膝关节单髁置换术的禁忌证是什么？/ 26
32. 如何根据关节外有无畸形选择胫骨内侧高位截骨术或膝关节单髁置换术？/ 26
33. 磨损的软骨能自我修复或再生吗？/ 26
34. 在膝关节骨关节炎的阶梯治疗中，医生使用的两把"尺子"是什么？/ 27
35. 当医生检查患者或者施行下肢矫形手术时重要的步骤是什么？/ 27
36. 什么是机械轴？/ 27
37. 什么是解剖轴？/ 27
38. 怎样确定髋关节的中心点？/ 27
39. 怎样确定膝关节的中心点？/ 28
40. 怎样确定踝关节的中心点？/ 28
41. 什么是关节走行方向线？/ 28
42. 怎样确定踝关节在冠状面上的走行方向线？/ 28
43. 怎样确定踝关节在矢状面上的走行方向线？/ 28
44. 怎样确定胫骨近端的膝关节走行方向线？/ 28
45. 怎样确定股骨远端的膝关节走行方向线？/ 28
46. 人双足站立，当双足分开与并拢时，膝关节走行方向线及机械轴与地面的关系分别是什么？/ 29
47. 怎样确定矢状面上胫骨近端的膝关节走行方向线？/ 29
48. 怎样确定矢状面上股骨远端的膝关节走行方向线？/ 29
49. 怎样确定冠状面上髋关节的走行方向线？/ 29
50. 胫骨内侧高位截骨术术前计划的"五步走"指什么？/ 29
51. 保膝方法选择的主要判断标准是什么？/ 29
52. 保膝截骨术的常见合并症有哪些？/ 30
53. 保膝截骨术发生合页骨折的常见原因及处理原则是什么？/ 30

54. 保膝截骨术矫正不良的常见原因有哪些？/ 30
55. AO 的全称是什么？/ 31
56. 怎样避免出现膝关节手术治疗的"真空地带"或关节置换适应证的扩大化？/ 31
57. 患者从手术室回到病房后可以做哪些训练？/ 31
58. 保膝术后第一天康复的主要目标是什么？/ 32
59. 俗话说："伤筋动骨一百天"，保膝术后也要在床上躺一百天吗？/ 32
60. 患者术后多久可以从双拐辅助行走改成单拐辅助行走？/ 32
61. 患者术后多久可以由单拐辅助行走改成不用拐杖行走？/ 32
62. 手术伤口拆线后多久可以洗澡？/ 33
63. 保膝术后，患者只做理疗而不做康复训练可以吗？/ 33
64. 保膝术后最重要的康复训练是什么？/ 33
65. 伤口没长好时，如果训练太用力，伤口会不会裂开？/ 33
66. 康复训练后肢体有些肿胀和疼痛，还能继续训练吗？/ 33
67. 术后 3 个月的 X 线片显示骨愈合较慢，应该怎么办？/ 34

第 3 节　人工全膝关节置换术 / 35

1. 什么是人工全膝关节置换术？/ 35
2. 人工全膝关节置换术的绝对适应证有哪些？/ 35
3. 人工全膝关节置换术的相对适应证有哪些？/ 36
4. 人工全膝关节置换术的绝对禁忌证有哪些？/ 36
5. 人工全膝关节置换术的相对禁忌证有哪些？/ 37
6. 人工全膝关节置换术后的并发症有哪些？/ 37
7. 腓总神经损伤的临床表现是什么？/ 37
8. 人工全膝关节置换术后的护理要点有哪些？/ 37
9. 人工全膝关节置换术后发生感染的危险因素有哪些？/ 38
10. 人工全膝关节置换术后复查的目的是什么？/ 38
11. 人工全膝关节置换术后饮食的注意事项有哪些？/ 38
12. 人工全膝关节置换术后活动的注意事项有哪些？/ 38

第2章 髋关节 / 41

第1节 概述 / 42

1. 髋关节的解剖结构是什么？/ 42
2. 髋关节的功能有哪些？/ 42
3. 髋关节有哪些特殊检查？/ 43
4. 常见的髋关节疾病有哪些？/ 43
5. 什么是股骨头坏死？/ 44
6. 导致股骨头坏死的三大诱因是什么？/ 44
7. 什么是股骨头缺血性坏死？/ 44
8. 导致股骨头缺血性坏死的主要原因是什么？/ 44
9. 股骨头缺血性坏死的主要临床表现有哪些？/ 45
10. 股骨头缺血性坏死疼痛的特点是什么？/ 45
11. 股骨头缺血性坏死的治疗方法有哪些？/ 45
12. 什么是下肢的真性不等长？/ 46
13. 什么是下肢的表观不等长？/ 46
14. 什么是股骨颈骨折？/ 46
15. 股骨颈骨折有哪些特点？/ 46
16. 为什么老年人容易发生股骨颈骨折？/ 47
17. 股骨颈骨折的临床表现有哪些？/ 47
18. 什么是髋关节骨关节炎？/ 47
19. 髋关节骨关节炎的主要病因是什么？/ 47
20. 髋关节骨关节炎的临床表现有哪些？/ 48
21. 髋关节骨关节炎的治疗方法有哪些？/ 48
22. 什么是强直性脊柱炎？/ 49
23. 强直性脊柱炎累及骶髂关节时的临床表现有哪些？/ 49
24. 强直性脊柱炎的治疗方法有哪些？/ 49

第2节 人工髋关节置换术 / 50

1. 什么是人工髋关节置换术？/ 50
2. 人工髋关节假体一般如何分型？/ 50
3. 人工髋关节原则上可以使用多久？/ 51
4. 人工髋关节置换术病史采集专科问诊的主要内容包括哪些？/ 51
5. 人工髋关节置换术现病史采集的主要内容包括哪些？/ 51
6. 人工髋关节置换术前需常规获得的影像学资料包括哪些？/ 51
7. 人工髋关节置换术前体格检查的主要内容包括哪些？/ 52
8. 人工髋关节置换术前体格检查中视诊的主要内容包括哪些？/ 52
9. 人工髋关节处于不同的位置时有什么临床意义？/ 52
10. 人工髋关节置换术前体格检查中触诊的主要内容包括哪些？/ 52
11. 人工髋关节置换术前怎样做动诊检查？/ 53
12. 人工股骨头置换术的优、缺点有哪些？/ 53
13. 股骨颈骨折行人工股骨头置换术的适应证有哪些？/ 53
14. 人工全髋关节置换术的优、缺点是什么？/ 54
15. 人工全髋关节置换术的适应证有哪些？/ 54
16. 人工髋关节置换术的绝对禁忌证有哪些？/ 54
17. 人工髋关节置换术对患者来说有年龄限制吗？/ 55
18. 人工髋关节置换术的原则是什么？/ 55
19. 一个20岁左右的患者真的需要做人工髋关节置换术吗？/ 55
20. 微创入路适用于所有人工髋关节置换术的患者吗？/ 55
21. 人工髋关节置换术前评估的主要内容有哪些？/ 55
22. 人工髋关节置换术前健康教育的主要内容包括哪些？/ 56
23. 人工髋关节置换术后护理要点包括哪些？/ 57
24. 人工髋关节置换术后，患者在床上应该采取什么体位？/ 57
25. 人工髋关节置换术后如何对患肢进行护理？/ 57
26. 人工髋关节置换术后引流液及引流管的护理要点是什么？/ 58
27. 人工髋关节置换术后患者饮食方面应该注意什么？/ 58
28. 人工髋关节置换术后的常见并发症有哪些？/ 58

29. 人工髋关节置换术后发生感染的常见原因有哪些？/ 59
30. 人工髋关节置换术后感染的预防措施有哪些？/ 59
31. 人工髋关节置换术后坐骨神经损伤的临床表现是什么？/ 59
32. 人工髋关节置换术后神经损伤的应对措施有哪些？/ 59
33. 人工髋关节置换术后血肿的应对措施有哪些？/ 60
34. 人工髋关节置换术后出血量大时的应对措施有哪些？/ 60
35. 人工髋关节置换术后患肢肿胀的常见原因有哪些？/ 60
36. 人工髋关节置换术后患肢肿胀的应对措施有哪些？/ 61
37. 什么是"6P 征"？/ 61
38. 人工全髋关节置换术后患肢脱位的常见原因有哪些？/ 61
39. 人工髋关节置换术后髋关节脱位的临床表现是什么？/ 61
40. 人工髋关节置换术后预防关节脱位的措施有哪些？/ 61
41. 人工髋关节置换术后不要做哪些动作？/ 62
42. 人工髋关节置换术后何时复查？/ 64

第 3 章 快速康复 / 65

第 1 节 概述 / 66

1. 康复的定义是什么？/ 66
2. 快速康复理念的由来是什么？/ 66
3. 快速康复的目的是什么？/ 66
4. 什么是快速外科通道？/ 67
5. 快速外科通道的五大要点是什么？/ 67
6. 什么是术后加强康复？/ 67
7. 术后加强康复的五大要点是什么？/ 67
8. 术后加强康复在围手术期有哪些关注点？/ 67
9. 什么是快优康复？/ 68
10. 快优康复的六个关键环节是什么？/ 68
11. 什么是评估？/ 68

12. 评估的目的是什么？/ 68

13. 评估的基本内容包括哪些？/ 69

14. 评估的主要方法有哪些？/ 69

15. 评估的意义是什么？/ 69

16. 评估的主要时间节点有哪些？/ 70

17. 什么是健康教育？/ 70

18. 健康教育的目的有哪些？/ 70

19. 住院患者健康教育的核心是什么？/ 70

20. 住院患者的健康教育一般包括哪些内容？/ 71

21. 入院健康教育的主要内容有哪些？/ 71

22. 病房健康教育的主要内容有哪些？/ 71

23. 出院健康教育的主要内容有哪些？/ 71

24. 出院后健康教育的主要内容有哪些？/ 72

第2节 骨科患者静脉血栓栓塞症的预防与管理 / 73

1. 什么是静脉血栓栓塞症？/ 73

2. 静脉血栓栓塞症的发病机制有哪些？/ 73

3. 什么是深静脉血栓形成？/ 73

4. 什么是肺血栓栓塞症？/ 73

5. 下肢深静脉血栓栓塞症的临床表现有哪些？/ 73

6. 什么是股白肿？/ 74

7. 什么是股青肿？/ 74

8. 下肢深静脉血栓可分为哪几种类型？/ 74

9. 肺栓塞的主要临床表现有哪些？/ 74

10. 什么是血栓后综合征？/ 74

11. 血栓后综合征的主要临床表现有哪些？/ 75

12. 什么是 Caprini 个体化静脉血栓风险评估模型？/ 75

13. 下肢深静脉血栓栓塞症有哪些辅助检查？/ 75

14. 骨科大手术围手术期血栓形成的高发期是什么时候？/ 75

15. 静脉血栓栓塞症的基本预防措施有哪些？/ 75

16. 静脉血栓栓塞症的物理预防措施有哪些？/76

17. 哪些情况禁止采用物理预防措施？/76

18. 抗血栓梯度压力袜的预防原理是什么？/76

19. 如何选择抗血栓梯度压力袜？/76

20. 正确穿着抗血栓梯度压力袜的步骤是什么？/77

21. 抗血栓梯度压力袜日常清洗维护时需要注意什么？/77

22. 间歇性充气加压装置的预防原理是什么？/78

23. 间歇性充气加压装置的主要操作步骤是什么？/78

24. 临床上预防和治疗静脉血栓栓塞症的常见药物有哪几种？/78

25. 发生静脉血栓栓塞症后的治疗目标是什么？/78

26. 下肢深静脉血栓栓塞症急性期（≤14天）的治疗方案是什么？/78

27. 因手术导致静脉血栓栓塞症时，治疗方案是什么？/79

28. 对于危险因素不明的静脉血栓栓塞症，长期治疗方案是什么？/79

29. 下肢深静脉血栓栓塞症慢性期（>30天）的治疗方案是什么？/79

30. 普通肝素的特点及观察要点有哪些？/79

31. 低分子量肝素的特点及观察要点有哪些？/79

32. 应用低分子量肝素抗凝治疗时如何选择注射部位？/80

33. 应用低分子量肝素抗凝治疗有什么特殊注意点？/80

34. 目前临床上常用的预充式抗凝药有哪些？/80

35. 预充式抗凝药的正确注射途径及方法是什么？/80

36. 维生素K拮抗剂的特点及观察要点有哪些？/80

37. 服用维生素K拮抗剂的患者饮食需要注意什么？/81

38. 出血是抗凝治疗的主要并发症，常见的出血部位有哪些？/81

39. 临床上各类抗凝药过量的拮抗方法分别是什么？/81

40. 什么是溶栓治疗？/81

41. 溶栓治疗的常用药物有哪些？/81

42. 溶栓治疗的适应证有哪些？/81

43. 溶栓治疗的禁忌证有哪些？/ 82

44. 溶栓治疗的护理观察要点有哪些？/ 82

45. 静脉血栓栓塞症患者的病情观察要点有哪些？/ 82

46. 观察下肢肿胀情况时应该如何测量腿围？/ 82

47. 静脉血栓栓塞症患者的出院健康教育重点是什么？/ 83

第3节 骨科患者的疼痛管理 / 84

一、骨科疼痛管理相关知识 / 84

1. 疼痛的定义是什么？/ 84

2. 疼痛可以分为哪几类？/ 84

3. 如何区分急性疼痛与慢性疼痛？/ 84

4. 骨科患者的疼痛有何特点？/ 84

5. 疼痛管理的定义是什么？/ 85

6. 目前的疼痛领域发生了哪些转变？/ 85

7. 为什么以护士为主体的疼痛管理模式被认为最佳且最经济？/ 85

8. 护士在疼痛管理中的角色是什么？/ 85

9. 疼痛管理的目的有哪些？/ 86

10. 疼痛管理的原则有哪些？/ 86

11. 疼痛管理有哪些组成部分？/ 86

12. 骨科疼痛管理流程主要包括哪些？/ 87

13. JCI疼痛管理标准总则包括哪些？/ 87

二、疼痛评估 / 88

14. 与疼痛评估相关的人文因素有哪些？/ 88

15. 发育特征如何影响疼痛评估？/ 88

16. 疼痛经历如何影响疼痛评估？/ 88

17. 疼痛评估的原则是什么？/ 89

18. 疼痛评估的要点有哪些？/ 89

19. 如何确认患者疼痛的部位？/ 89

20. 如何让患者准确描述自己的疼痛情况？/ 89

21. 如何让患者准确描述自己的疼痛强度？/ 90

22．如何确认患者疼痛持续的时间？/ 90

23．如何确认使患者疼痛加重或缓解的因素？/ 90

24．如何让患者确认与疼痛相关的因素？/ 90

25．决定疼痛评估频率的因素是什么？/ 90

26．在首次为患者进行疼痛评估时应了解哪些问题？/ 91

27．应用疼痛评估工具的目的是什么？/ 91

28．急性疼痛的管理目标是什么？/ 91

29．急性疼痛评估工具的特点有哪些？/ 91

30．常用的急性疼痛评估工具有哪些？/ 92

31．什么是疼痛数字分级法？/ 92

32．什么是口述分级评分法？/ 92

33．什么是视觉模拟评分法？/ 93

34．视觉模拟评分法的局限性是什么？/ 93

35．什么是Wong-Baker面部表情疼痛量表？/ 94

36．对患者慢性持续性疼痛的评估工具有何要求？/ 94

37．无法自我报告疼痛的患者主要有哪些人？/ 94

38．对无法自我报告疼痛的患者如何进行疼痛评估？/ 94

39．国外常用于无法自我报告疼痛的患者的评估工具有哪些？/ 95

40．儿童疼痛的特点有哪些？/ 95

41．婴幼儿疼痛评估的常用工具有哪些？/ 95

42．学龄前儿童疼痛评估的常用工具有哪些？/ 96

43．学龄期儿童疼痛评估的常用工具有哪些？/ 96

三、疼痛管理 / 96

44．疼痛管理常用的一般方法有哪些？/ 96

45．疼痛管理常用的中医学方法有哪些？/ 96

46．疼痛管理常用的物理方法有哪些？/ 96

47．疼痛治疗常用的药物有哪些？/ 96

48．疼痛治疗常用的给药途径有哪些？/ 97

49．患者自控镇痛的给药途径有哪些？/ 97

50．疼痛管理的用药原则是什么？/ 97

51. 镇痛药物常见的不良反应有哪些？/ 97
52. 镇痛药物引起便秘的应对措施有哪些？/ 98
53. 镇痛药物引起恶心、呕吐的应对措施有哪些？/ 98
54. 镇痛药物引起嗜睡的应对措施有哪些？/ 98
55. 镇痛药物引起眩晕的应对措施有哪些？/ 98
56. 镇痛药物引起皮肤瘙痒的应对措施有哪些？/ 99
57. 镇痛药物引起呼吸抑制的应对措施有哪些？/ 99
58. 骨科患者关于疼痛的错误观念主要有哪些？/ 99
59. 对骨科患者进行疼痛管理的目标是什么？/ 100
60. 疼痛管理团队一般由哪些人员组成？/ 100
61. 对住院患者首次疼痛教育的主要内容有哪些？/ 100
62. 术前疼痛教育的主要内容有哪些？/ 100
63. 术后疼痛教育的主要内容有哪些？/ 101
64. 疼痛教育的方法和形式有哪些？/ 101
65. 疼痛教育过程中有哪些注意事项？/ 101

第4章 患者健康教育 / 103

第1节 一般信息 / 104

一、膝关节相关健康教育 / 104

1. 不良的生活习惯会导致膝关节骨关节炎吗？/ 104
2. 患了膝关节骨关节炎需要静养吗？/ 104
3. 膝关节骨关节炎可能带来哪些严重后果？/ 104
4. 患了膝关节骨关节炎后应该怎么办？/ 104
5. 膝关节手术治疗能让坏死的软骨再生吗？/ 105
6. 什么样的患者适合胫骨内侧高位截骨术？/ 105
7. 什么样的患者适合膝关节单髁置换术？/ 105
8. 膝关节单髁置换术与全膝关节置换术的根本区别是什么？/ 105
9. 什么样的患者适合全膝关节置换术？/ 106

10. 胫骨内侧高位截骨术对于患者的益处是什么？/ 106
11. 膝关节单髁置换术对于患者的益处是什么？/ 106
12. 保膝术及髋膝关节置换术所面临的风险有哪些？/ 106
13. 接受保膝截骨术和全膝关节置换术的患者需要知道哪些基本信息？/ 107
14. 保膝截骨术和髋膝关节置换术的住院时间大概是几天？/ 107
15. 糖尿病等慢性疾病患者能够接受关节置换术吗？/ 107
16. 置换后的人工关节能伴随患者一生吗？/ 107
17. 接受全膝关节置换翻修术的患者需要知道哪些重要信息？/ 107
18. 全膝关节置换翻修术后，患者需要知道哪些注意事项？/ 108
19. 术后影响骨愈合的自身因素包括哪些？/ 108
20. 术后影响骨愈合的医源性因素包括哪些？/ 109

二、髋关节相关健康教育 / 109

21. 人工髋关节置换术的目的是什么？/ 109
22. 人工髋关节置换围手术期康复主要包括哪两个阶段？/ 109
23. 人工髋关节置换术前康复主要包括哪些内容？/ 109
24. 人工髋关节置换术后康复主要包括哪些内容？/ 109
25. 人工髋关节置换术后假体关节脱位主要发生在什么时候？/ 110
26. 髋关节的后侧肌群包括什么？/ 110
27. 髋关节的前侧肌群包括什么？/ 110
28. 髋关节的内侧肌群包括什么？/ 110
29. 髋关节的外侧肌群包括什么？/ 110
30. 康复团队由哪些人员组成？/ 111
31. 什么是骨科 - 康复一体化模式？/ 111
32. 为什么要做步态分析？/ 111
33. 人工髋关节置换术后为什么要进行长期的康复训练？/ 111
34. MMT 肌力分级标准的内容是什么？/ 112
35. 康复评估主要包括什么内容？/ 112
36. 目前康复评估常用的方法是什么？/ 112
37. 人工髋关节置换术后并发症的健康教育要点是什么？/ 113

第2节 手术前后患者须知 / 114

一、术前患者须知 / 114

1. 接受X线检查的当天可以进餐和吃药吗？/ 114
2. 接受X线检查时需要带上辅具吗？/ 114
3. 接受X线检查时，患者需要更换衣服吗？/ 114
4. 患者去门诊就诊前需要做哪些准备工作？/ 114
5. 患者在就诊时通常要做什么？/ 115
6. 患者在术前门诊时应了解哪些相关信息？/ 115
7. 入院前，关于手术，患者应该了解哪些信息？/ 116
8. 入院前，关于康复训练，患者应该了解哪些信息？/ 116
9. 入院前，关于出行安排，患者应该做哪些准备工作？/ 116
10. 入院前，关于辅助器具，患者应该做哪些准备工作？/ 116
11. 入院前，患者要准备哪些物品？/ 117
12. 如果接近手术日时，患者感觉不舒服，应该怎么办？/ 117
13. 手术前两天，患者应该做些什么准备？/ 117
14. 手术当日，患者应该做些什么？/ 118
15. 手术前，患者还应做哪些准备工作？/ 118

二、术后患者须知 / 119

16. 患者要在手术室内待多长时间？/ 119
17. 患者在麻醉恢复室会得到怎样的照护？/ 119
18. 术后回到病房当天，患者会得到怎样的照护？/ 119
19. 术后当天，患者可以做哪些康复训练？/ 120
20. 术后第一天，患者在饮食上有哪些注意事项？/ 120
21. 术后第一天，患者可以做哪些康复训练？/ 121
22. 术后第一天，患者如何应对疼痛？/ 121
23. 术后第一天，患者出现哪些特殊事件时需要及时向护士报告？/ 122
24. 术后第二天及第三天，患者会得到怎样的照护？/ 122
25. 术后第二天及第三天，患者可以做哪些康复训练？/ 122
26. 出院前，患者应该做哪些准备工作？/ 122

27. 正确用拐杖的原则是什么？/ 123

第3节　髋膝关节置换术后日常生活 / 124

一、居家注意事项 / 124

1. 术后回家后，患者要确认哪些事情？/ 124
2. 术后患者腿部的肿胀情况及疼痛程度会有变化吗？/ 124
3. 在术后回家的前两周，患者做功能锻炼时应该注意什么？/ 124
4. 患者的饮食什么时候可以完全恢复到之前的状态？/ 125
5. 患者什么时候可以洗澡及洗澡时的注意事项有哪些？/ 125
6. 患者什么时候应该到医院就诊？/ 125
7. 在家中，患者要注意观察哪些问题？/ 125
8. 患者应该如何对待腿部肿胀？/ 126
9. 预防腿部肿胀的方法有哪些？/ 126
10. 患者应该如何做好伤口的居家护理？/ 126

二、便秘的预防及管理 / 127

11. 什么是便秘？/ 127
12. 便秘的危害有哪些？/ 127
13. 引起便秘的原因有哪些？/ 127
14. 哪些食物含有丰富的纤维素？/ 128
15. 基本不含纤维素的食物有哪些？/ 128
16. 患者应该如何预防便秘？/ 128
17. 怎样保证每天的液体摄入量大于 2000 ml？/ 129

三、居家安全 / 129

18. 为预防跌倒，家中设施应如何布置？/ 129
19. 患者应该养成哪些好习惯以预防跌倒？/ 129
20. 患者术后在家中活动时应该注意什么？/ 130
21. 患者术后的日常生活要注意什么？/ 130
22. 患者术后应该怎样预防感染？/ 131

四、关于复查 / 131

23. 术后第一次复查的注意事项有哪些？/ 131

24. 第一次复查后还要复查吗？/ 131

25. 患者在什么情况下要及时去医院就诊？/ 131

第5章 康复训练 / 133

第1节 概述 / 134

1. 什么是肌力？/ 134
2. 在进行肌肉力量增强训练时应该遵循的原则是什么？/ 134
3. 什么是本体感觉？/ 134
4. 本体感觉包括什么？/ 134
5. 本体感觉的重要性是什么？/ 134
6. 膝关节手术后常见的异常步态有哪几种？/ 135
7. 什么是短腿步态？/ 135
8. 什么是疼痛步态？/ 135
9. 疼痛评分在几分时不适合做康复训练？/ 135
10. 肿胀分度及其表现是什么？/ 135
11. 什么程度的肿胀不适合做手法康复？/ 136
12. 什么是关节松动术？/ 136
13. 目前康复治疗中常见的关节松动术有哪些？/ 136
14. 关节松动术的基本方法包括哪些？/ 136
15. 什么是关节的生理运动？/ 136
16. Maitland 关节松动术的手法是如何分级的？/ 136
17. 关节松动术的临床适应证包括什么？/ 137
18. 关节松动术的医学记录方法是什么？/ 137
19. 关节松动术的操作流程是什么？/ 137
20. 关节松动术的适应证是什么？/ 138
21. 什么是标准行走动作？/ 138
22. 什么是离心训练？/ 138
23. 什么是向心训练？/ 138

17

24. 髋膝关节手术后常用的步行辅助装置包括哪些？/ 138

25. 步行辅助装置的功能是什么？/ 139

26. 选用步行辅助装置的原则是什么？/ 139

第 2 节　膝关节功能锻炼及康复 / 140

1. 膝关节康复训练的主要内容是什么？/ 140
2. 膝关节康复训练的主要原则是什么？/ 140
3. 如何把握康复训练的强度？/ 140
4. 需要制订康复计划吗？/ 140
5. 康复训练前的主要评估内容是什么？/ 141
6. 术后膝关节的康复训练应该注意什么？/ 141
7. 膝关节术后康复训练的黄金期是什么时候？/ 141
8. 什么是黄金期的"三多一少"？/ 141
9. 使用冰敷的注意事项有哪些？/ 141
10. 膝关节术后当天的功能训练要点是什么？/ 142
11. 膝关节术后第一天的功能训练要点是什么？/ 142
12. 膝关节术后第 2～4 天的功能训练要点是什么？/ 142
13. 膝关节术后第 5 天至 2 周的功能训练要点是什么？/ 143
14. 膝关节术后第 3～6 周的功能训练要点是什么？/ 143
15. 卧位屈伸膝关节训练怎么做？/ 143
16. 绑带套脚法膝关节屈伸训练怎么做？/ 144
17. 坐位屈伸膝关节训练怎么做？/ 145
18. 绑带辅助伸展小腿肌肉训练怎么做？/ 145
19. 仰卧位股四头肌训练怎么做？/ 146
20. 俯卧位股四头肌训练怎么做？/ 146
21. 毛巾卷辅助卧位股四头肌等长收缩训练怎么做？/ 147
22. 床边坐位股四头肌训练怎么做？/ 148
23. 椅子坐位股四头肌训练怎么做？/ 148
24. 站立位股四头肌训练怎么做？/ 149
25. 直腿抬高训练怎么做？/ 149

26. 坐位腘绳肌拉伸训练怎么做？/ 149

27. 站立位腘绳肌力量训练怎么做？/ 150

28. 比目鱼肌力量训练怎么做？/ 150

29. 跟腱力量训练怎么做？/ 151

30. 弹力带辅助膝关节拉伸训练怎么做？/ 151

31. 弹力带辅助膝关节屈曲训练怎么做？/ 152

32. 椅边站起训练怎么做？/ 152

33. 骑车训练怎么做？/ 153

34. 靠墙训练怎么做？/ 153

35. 使用拐杖的目的是什么？/ 154

36. 什么样的人不能使用拐杖？/ 154

37. 什么样的人适合使用拐杖？/ 154

38. 在患者扶拐行走前，医护人员要指导其做好哪些准备？/ 154

39. 使用拐杖时的四点步态法怎么做？/ 154

40. 使用拐杖时的三点步态法怎么做？/ 155

41. 使用拐杖时的两点步态法怎么做？/ 156

42. 膝关节术后患者如何进行上台阶的训练？/ 157

43. 膝关节术后患者如何进行下台阶的训练？/ 157

44. 什么是"好上坏下"的原则？/ 158

第 3 节　髋关节功能锻炼及康复 / 159

1. 人工髋关节置换术后睡眠时应该采取什么姿势？/ 159

2. 人工髋关节置换术后踝泵训练怎么做？/ 159

3. 人工髋关节置换术后直腿抬高训练怎么做？/ 160

4. 仰卧位滑移屈髋屈膝训练怎么做？/ 161

5. 仰卧位抬腿屈髋屈膝训练怎么做？/ 162

6. 仰卧位外展训练怎么做？/ 162

7. 人工髋关节置换术后怎样穿袜、穿鞋？/ 163

8. 站立位髋关节后伸训练怎么做？/ 163

9. 站立位髋关节外展训练怎么做？/ 163

19

10. 使用助行器的目的是什么？/ 165

11. 使用助行器的适应证是什么？/ 165

12. 使用助行器时要注意什么？/ 165

13. 行走时如何正确使用助行器？/ 165

14. 怎样由助行器转移到床上？/ 166

15. 怎样由床上转移到助行器上？/ 166

16. 在助行器辅助下如何坐下？/ 166

17. 在助行器辅助下如何站起？/ 167

18. 双拐辅助抬腿训练怎么做？/ 168

19. 双拐辅助外展训练怎么做？/ 168

20. 双拐辅助后伸训练怎么做？/ 169

21. 侧卧抬腿训练怎么做？/ 169

22. 俯卧抬腿训练怎么做？/ 170

23. 搂腿训练怎么做？/ 171

24. 人工髋关节置换术后患者应该怎样上下轿车？/ 171

第1章
膝关节

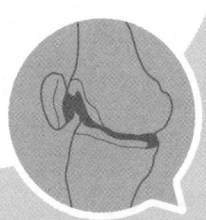

第 1 节

概述

1. 膝关节的解剖结构是什么？

答 膝关节由股骨下端、胫骨上端和髌骨构成，是人体最大、最复杂的关节，属于滑车关节。髌骨与股骨的髌面相接，股骨的内、外侧髁分别与胫骨的内、外侧髁相对。在这些骨性结构上方覆盖有弹性组织，即关节软骨，它们在骨性结构之间起着衬垫的作用，并保证这些骨组织平滑运动。半月板是股骨与胫骨之间的软骨垫，它可以通过吸收震动来保护骨的表面（图 1-1）。膝关节的关节囊薄而松弛，附着于各关节面的周缘，周围有韧带加固，为膝关节各个方向提供支撑，以增加关节的稳定性。主要韧带有：前交叉韧

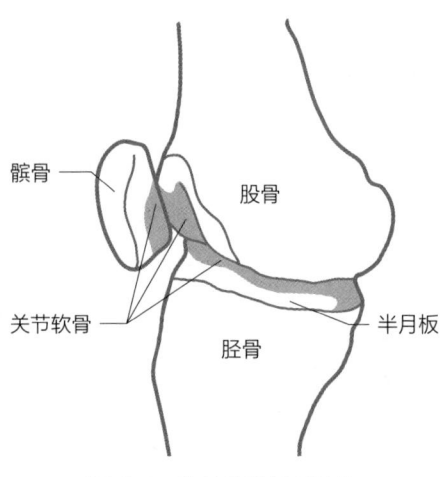

图 1-1 膝关节的解剖结构

带、后交叉韧带、髌韧带、外侧副韧带及内侧副韧带等（图1-2）。肌肉可以使腿的骨骼运动并提供肌力。膝关节的运动就像是一副铰链。

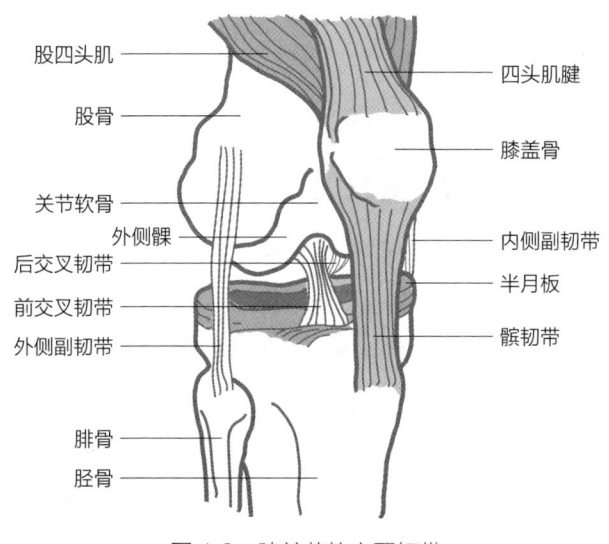

图 1-2　膝关节的主要韧带

2. 膝关节的主要功能是什么？

答　为了适应日常生活的需要，膝关节在发育中形成了非常复杂的结构，其最基本和最重要的功能有两个：负重和屈伸。负重主要指的是承受体重，完成上下坡、跑跳、蹲下等功能；屈伸功能可以让我们的腿伸直和屈曲，完成走路、蹬伸等动作。

3. 膝关节的常见疾病有哪些？

答　包括膝关节骨关节炎、类风湿关节炎、痛风性关节炎、风湿性关节炎、血友病性关节炎、色素绒毛结节性滑膜炎、滑膜软骨瘤病、神经病理性关节炎、剥脱性骨软骨炎等。

4. 什么是类风湿关节炎？

答 类风湿关节炎是一种以关节组织慢性炎性病变为主要表现的全身性疾病，是一种常见的风湿性疾病。本病侵犯多个关节，常以手、足小关节起病，呈多发性和对称性，表现为关节结构的破坏和功能丧失。其主要症状和体征有关节疼痛、晨僵、关节肿胀和压痛、关节畸形、功能障碍。

5. 什么是膝关节骨关节炎？

答 膝关节骨关节炎（osteoarthritis, OA）是一组具有不同病因学但却有相似的生物学、形态学及临床特征的疾病，是一种常见病、多发病。其发病率与年龄成正比。膝软骨退行性变、表面破坏、骨质增生是导致膝关节骨关节炎的主要原因。该病一般发病缓慢，呈间歇性发作，外伤、寒冷湿潮或劳累后，关节疼痛加剧，从而严重影响日常生活。该疾病的整个过程不仅影响到关节软骨，还累及整个关节，包括软骨下骨、韧带、关节囊、滑膜及关节周围肌肉。

骨关节炎有不同的名称，因其外观多伴有关节肥大或畸形，故有人称之为变形性关节炎或肥大性关节炎。因其从关节软骨退化开始，故也有人称之为退行性关节炎，现在多称骨关节炎。人类的膝关节骨关节炎多是前内侧骨关节炎。目前，骨关节炎是最常见和最重要的关节疾病，也是引起老年人生活能力下降的最主要疾病。

6. 膝关节骨关节炎的主要发病机制是什么？

答 主要发病机制包括下肢力线不正（膝内翻或膝外翻）及关节内磨损。

7. 哪些人容易患膝关节骨关节炎？

答 老年女性肥胖者、关节磨损多的运动员、经常跪着擦地的妇女、膝关节外伤后的人群更容易患病。

8. 膝关节骨关节炎的主要分类是什么？

答 膝关节骨关节炎有原发性和继发性之分。原发性膝关节骨关节炎多因关节软骨脱水、退行性变，加之长期轻微损伤（如慢性劳损和长期频繁活动造成的磨损），均可发生骨关节炎，一般发生于中年以上，常为双侧关节发病；继发性膝关节骨关节炎的常见原因有创伤、关节或肢体先天或后天畸形、关节力线改变、关节负重面或应力改变、内分泌紊乱、代谢失常或肥胖等，多见于青壮年，常为单关节发病。

9. 原发性膝关节骨关节炎发生的危险因素有哪些？

答（1）年龄、性别和种族。种族是明显的危险因素，黑种人的发病率高于白种人。

（2）遗传因素：研究表明，膝关节骨关节炎是内在遗传因素和外在环境因素共同作用的结果。

（3）骨密度：骨密度高的人发生骨关节炎的可能性大，骨质增加与骨关节炎的发生呈正相关。

（4）肥胖：在肥胖人群中，膝关节骨关节炎的发病率要高于正常体重人群。美国一项调查指出，膝关节骨关节炎患者的体重减轻20%，膝痛则减轻50%。减肥能使膝关节骨关节炎的发病率降低25%~50%。

（5）关节失稳：随着年龄的增长或病痛的影响，神经系统对关节周围肌肉和感觉的控制支配能力下降，关节周围肌力也下降，出现关节不稳，不稳定的膝关节很容易发生关节炎。

（6）营养缺失：研究表明，如果每日维生素 D 的摄入量低于每日推荐摄入量的 1/3，则膝关节发生骨关节炎和关节疼痛的风险增加 3 倍。

10. 继发性膝关节骨关节炎发生的危险因素有哪些？

答 患者多有明确的膝关节外伤史，造成软骨损伤、关节炎症及韧带或关节囊损伤，由早期创伤性关节炎继发为骨关节炎，多见于青壮年患者。

11. 膝关节骨关节炎的临床表现有哪些？

答 临床表现为关节周围疼痛，常发生于晨间，活动后疼痛反而减轻，但如活动过多，疼痛又可加重。另一个症状是关节僵硬，常出现在早晨起床时或白天关节长时间保持一定体位后。检查受累关节可见关节肿胀、压痛，活动受限，病情严重者可有关节畸形及功能障碍。在60岁以上人群中，80%以上的人膝关节可见骨关节炎的X线征象，其中20%有疼痛和活动受限。

12. 膝关节骨关节炎的X线片表现有哪些？

答 （1）关节间隙变窄。

（2）软骨下骨质硬化。

（3）关节周围骨赘形成或见游离体。

（4）软骨下骨质出现囊性变，有极少数患者出现穿凿样骨改变。

（5）关节内翻或外翻畸形，或者呈半脱位改变。

13. 膝关节骨关节炎畸形的特点是什么？

答 主要以膝内翻畸形常见，少数为膝外翻。

14. 什么是膝内翻？

答 膝内翻俗称"O形腿"或"弓形腿"，是指两下肢自然伸直或站立时，两足内踝能相碰，而两侧膝关节内缘不能靠拢，俗称"罗圈腿"（图1-3）。

15. 什么是膝外翻?

答 膝外翻俗称"X形腿",是指双下肢自然伸直或站立时,两侧膝关节内缘可并拢,而两足内踝无法靠拢,从正面看双下肢呈"X形"的外翻畸形(图1-4)。

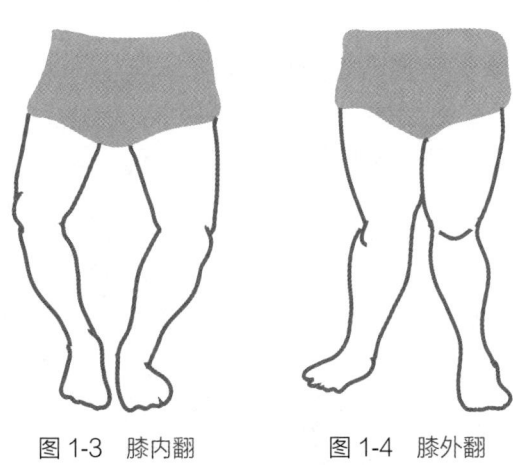

图1-3 膝内翻　　图1-4 膝外翻

16. 膝关节骨关节炎的疼痛如何分级?

答 根据疼痛程度,从轻微疼痛到剧烈疼痛可分为5级。

(1)不痛或轻微疼痛:患者常由于膝部其他不适症状而求医,膝关节活动时不痛,偶有疲劳感、沉重感或不适感。

(2)轻度疼痛:膝关节刚开始做各种动作时感觉疼痛,或劳累后或远行后疼痛,但能够忍受,不妨碍继续活动或正常生活与工作。

(3)中度疼痛:步行时疼痛,短时间休息后,疼痛可以减轻或消失。疼痛已引起患者注意或干扰其情绪,但尚能忍受,且尚能完成日常生活的各种活动,不需服用或偶尔需服用止痛药。

(4)中重度疼痛:负重和做各种动作时感觉疼痛强烈,妨碍膝关节的各种活动。稍微休息后虽然疼痛可能减轻，但仍感到疼痛，以致影响日常生活，需服用止痛药。

（5）剧烈疼痛：无论休息还是做各种活动都感到疼痛剧烈，严重妨碍膝关节的各种活动，生活不能自理，干扰休息和睡眠，不得不长期服用止痛药，甚至服药后仍感觉疼痛。

17. 膝关节骨关节炎的疼痛特点是什么？

答 疼痛多与气温、气压、环境和情绪有关，秋冬加重，天气变化时也加重。疼痛多位于膝关节内侧，膝外侧或后侧较少。

（1）疼痛多表现在两处或两处以上，或疼痛部位不定，经常变换者也不少见。

（2）活动痛：膝关节处于某一静止体位较长时间，刚一开始变换体位时疼痛，活动后减轻，负重和活动多时又加重。

（3）负重痛：是指由于膝关节负荷加重而引起的膝痛。上下楼、上下坡时或由坐位或蹲位站起时膝痛加重，或是拉孩子、提担重物时膝痛加重。

（4）"剧院膝痛症"：游泳、骑自行车时，膝关节不痛；坐在剧院或电影院里看戏或看电影时，膝关节长时间处于被迫屈膝位，而当戏终，人突然站起时，会感到膝部疼痛剧烈，甚至有跪落感。

（5）主动活动痛：重于被动活动痛，因主动肌肉收缩加重了关节负担而产生疼痛。

（6）静止痛：膝关节长时间处于某一静止体位或夜间睡觉时疼痛，又称为休息痛，需经常变换体位才能缓解。与静脉血液回流不畅，造成髓腔及关节内压力增高有关。

18. 造成膝关节骨关节炎疼痛的原因是什么？

答 膝关节骨关节炎发生的主要原因是下肢力线改变和关节磨损。

在此基础上，膝关节发生炎症，引起疼痛。我们经常看见的"罗圈腿"也就是膝关节内翻畸形，是造成膝关节内侧关节炎的主要原因。由于长期膝关节内翻畸形，行走时主要磨损的是膝关节内侧。因此，内侧软骨越磨越薄，X线检查多表现为内侧间隙的狭窄，软骨过度磨损，使其失去了关节中上、下两块骨头之间的缓冲作用，没有了这个缓冲作用，在走路时就如"骨头碰骨头"，带来的直接后果就是感到疼痛，而且越来越痛，一次行走的距离越来越短，大大降低了生活质量。

19. 膝关节肿胀程度如何分级？

答 肿胀分为三度，以轻度和中度肿胀多见，也有表现为局限性肿胀者。

（1）轻度：患侧略比健侧肿胀。

（2）中度：肿胀达到髌骨平面高度时为中度。

（3）重度：肿胀高出髌骨时为重度。

20. 膝关节骨关节炎肿胀的特点是什么？

答 由于软组织变性增生、关节积液及滑膜肥厚、脂肪垫增大等因素导致肿胀，以髌上囊及髌下脂肪垫肿胀较多见，也可以是全膝肿胀。

21. 膝关节骨关节炎的功能障碍有哪些？

答 骨关节炎所引起的功能障碍可分为关节活动协调性异常及关节屈伸活动范围减少。绝大多数属于功能受限，很少见到关节功能永久性完全丧失者。

（1）关节活动协调性异常：即运动节律改变，如关节打软、滑落感、跪倒感、错动感，以及交锁、弹响或摩擦音等。尤其上下台阶或走不平的路时，患者常常突然自觉患侧膝有一种要跪倒的滑落感，由于膝关节不稳定而担忧。

（2）运动能力减弱：包括关节僵硬、不稳定，活动范围减少，以及生活和工作能力下降等。

（3）关节僵硬：指经过休息，尤其是当膝关节长时间处于某一体位时，自觉活动不利，特别是起动困难，或称为胶滞现象。骨关节炎所引起的多系膝关节活动范围减少，很少使关节强直、不能活动。

22. 何为膝关节间隙狭窄？

答 在标准X线片上，成人膝关节间隙为0.4 cm，小于0.3 cm即为关节间隙狭窄。60岁以上的人正常关节间隙为0.3 cm，小于0.2 cm为关节间隙狭窄。个别人的关节间隙甚至可以完全消失。

23. 膝关节骨关节炎的严重程度如何分度？

答 骨关节炎的严重程度分级一般是根据膝关节正位X线片来分度确认的，可将严重程度分为五度。

（1）1度：关节间隙狭窄（50%的关节软骨磨损）。

（2）2度：关节间隙消失。

（3）3度：轻度骨磨损。

（4）4度：中度骨磨损（磨损造成骨丧失0.5~1 cm）。

（5）5度：严重骨磨损，常有关节半脱位。

24. 膝关节骨关节炎的治疗过程是怎样的？

答 膝关节骨关节炎的治疗过程可长可短，在不同的时期应该采用不同的方法进行治疗。病情轻度时，如果患者引起高度注意，加强自身锻炼，减少诱发因素，病情不再加重，就不需要进一步治疗；如果患者总是不重视，也不采取一些积极的治疗措施，病情有可能越来越重，最终需要手术治疗（图1-5）。

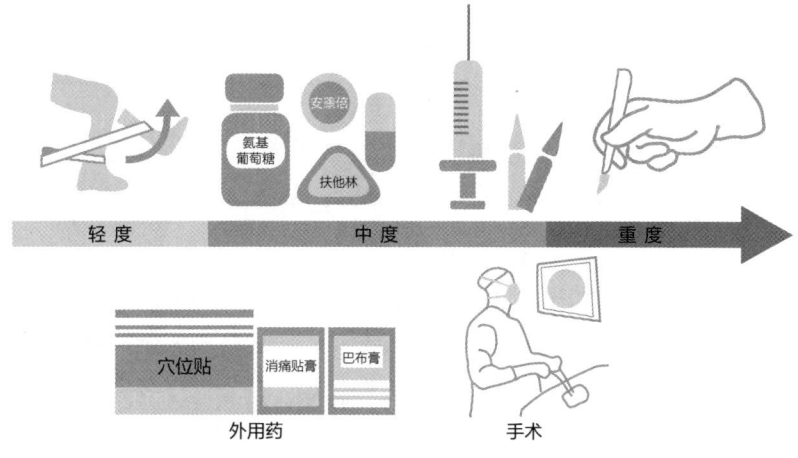

图 1-5 膝关节骨关节炎的治疗

25. 膝关节骨关节炎的治疗原则是什么？

答 治疗原则是：先保守治疗；保守治疗效果不好，再采取手术治疗。

26. 膝关节骨关节炎保守治疗的方法有哪些？

答 保守治疗方法一般包括：患者健康教育、功能锻炼、物理治疗、运动治疗、中医治疗、药物治疗、注射疗法及辅助工具的使用。

27. 膝关节骨关节炎患者健康教育的要点有哪些？

答 （1）教给患者疾病相关知识。

（2）教给患者保护膝关节的一般方法，如适当休息，不应使膝关节处于某一体位长久不动，避免久坐、久站，不可让膝关节过度负重、受潮、受凉、劳累，并应注意保暖和控制体重等。

（3）教给患者膝关节功能锻炼的一般方法，如游泳、散步、骑脚踏车、原地滑雪机、仰卧直腿抬高或抗阻力训练等。

（4）教育患者可适当改变一些生活方式，如多乘车（包括骑自行车），少走路，尤其要少走台阶，少走不平的路，少爬山。

28. 膝关节骨关节炎常用的物理治疗有哪些？

答 非药物治疗是药物治疗及手术治疗的基础。非药物治疗的方法很多，其中之一就是物理治疗。适当的物理治疗可以有效减轻患者急性发作时关节的疼痛和肿胀，促进血液循环，缓解关节僵直，增加肌肉的力量，从而改善关节的活动能力。常用的物理治疗有：热疗、水疗、牵引、超声波、超短波、微波、离子导入、激光照射、冲击波等。

29. 膝关节骨关节炎常用的中药内治法有哪些？

答 （1）单味补肾药：如鹿角胶、熟地黄、枸杞子等。补肾药可改善局部微循环和调节体内的激素水平，从而达到治疗效果。

（2）中药方剂：方剂更能发挥其高度的灵活性，根据不同患者的体质进行用药。目前，临床研究较多的有经方、验方和自拟方。治疗该病时，多以补肝肾、强筋骨、补益气血治本，祛风散寒除湿、活血通络、行气止痛治标，具有一定的临床疗效。

30. 膝关节骨关节炎常用的中药外治法有哪些？

答 常用的中药外治法有：中药熏洗、敷贴、中药离子导入、热熨法等。中药外治法操作简便且不良反应少，治疗以补益肝肾、强筋健骨、祛风散寒除湿、活血通络止痛为主要原则，具有一定的临床疗效。

31. 中医推拿可以治疗膝关节骨关节炎吗？

答 中医推拿有独特的优势。各种推拿手法多以活血通络及减轻疼痛甚至消除疼痛为目的。多项研究表明，推拿手法可有效改善膝部血液循环，减轻膝关节炎性症状，减轻疼痛，促进膝关节软骨组织修复，改善膝关节的功能。

32. 针灸可以治疗膝关节骨关节炎吗？

答 针灸治疗膝关节骨关节炎具有疗效显著、副作用小等特点，是一种安全而有效的保膝治疗方法，尤其在减轻疼痛及改善关节功能方面有一定的作用。较常用的针灸方法有：毫针刺法、灸法、刺络拔罐法等，还有结合现代医学成果创新的电针、水针穴位注射法等。各种针灸手法的取穴位置大致相同，多以膝周经穴和阿是穴为主。

33. 小针刀可以治疗膝关节骨关节炎吗？

答 小针刀疗法是一种介于手术方法和非手术方法之间的闭合性松解术，是在切开性手术方法的基础上结合针刺的一种治疗方法。小针刀疗法的特点是在病变处刺入并进行切割、剥离，以达到止痛祛病的目的。优点是操作简单，不受环境和条件的限制，切口小，不用缝线，用时少，对人体组织的损伤小，不良反应少，基本无疼痛感，术后无须休息，故患者容易接受。

34. 电热针可以治疗膝关节骨关节炎吗？

答 电热针通过热辐射入体内深部直达病变处，使热效应集中，兼具针刺、火针、灸疗的多种作用，具有温经通络、疏风散寒、改善气血运行的功效，临床上常与腔内注射法等联合使用，具有一定的止痛及改善症状的作用。

35. 臭氧可以治疗膝关节骨关节炎吗？

答 臭氧疗法属于新型的微创技术。目前已有资料报道臭氧具有消炎的作用，并能在一定程度上止痛。可能的机制是臭氧被注入关节腔后与关节液中的某些生化分子发生反应，抑制炎性细胞分子，减轻炎症，缓解局部疼痛；促使间质细胞和关节软骨合成增多，从而刺激软骨和成纤维细胞增殖，起到一定的修复作用；促使免疫抑制因子释放，从而抑制免疫反应。

36. 膝关节骨关节炎药物治疗的原则是什么？

答 原则是根据患者不同的病情、部位、疼痛的程度以及对不同药物的反应进行个性化用药。

37. 治疗膝关节骨关节炎的常用药物有哪些？

答 治疗药物主要有：单纯的镇痛药、非甾体抗炎药、肾上腺皮质激素类药物、软骨保护剂和中成药等。

38. 常用的非甾体抗炎药有哪些？

答 （1）水杨酸类：如阿司匹林。

（2）丙酸类：如布洛芬、萘普生等。布洛芬缓释剂的不良反应较少，患者易于接受。

（3）吲哚类：如吲哚美辛（消炎痛）、舒林酸（奇诺力）等。此类药物抗炎效果突出，解热镇痛作用与阿司匹林类似。

（4）灭酸类：有甲灭酸、氯灭酸、双氯灭酸和氟灭酸等。

（5）乙酸类：以双氯芬酸钠（扶他林）最为常用。

（6）昔康类：如吡罗昔康（炎痛喜康）等，因其不良反应很大，已很少使用。

（7）吡唑酮类：有保泰松、羟基保泰松等。该类药物因毒性较大，也已很少使用。

39. 外用非甾体抗炎药的特点是什么？

答 外用非甾体抗炎药如双氯芬酸二乙胺乳胶剂，用其对膝关节进行按摩、推拿和理疗，可有效减轻膝关节疼痛，提高患者的舒适度和生活能力。它还具有不污染衣物、易于局部涂抹、清爽舒适、携带方便等优点。

40. 非甾体抗炎药的局限性有哪些？

答（1）只能减轻关节疼痛，缓解症状，不能解决根本问题，即只治标、不治本，不能根除骨关节炎，不能控制病情发展。

（2）有较多的不良反应，如肝、肾功能损害，消化道溃疡和出血，血液、神经系统损害及股骨头坏死等。由非甾体抗炎药诱发的胃、十二指肠溃疡，出血或糜烂的患者中，大约50%没有症状，甚至有些老年人消化道出现了较大面积的溃疡也毫无疼痛感；有的患者因长期服用非甾体抗炎药，最终导致肾衰竭而需透析治疗；也有因服用非甾体抗炎药使血小板急剧下降的病例，所以这类药必须慎用。骨关节炎本来没有生命危险，千万不要因用药不当而危及生命。

（3）对软骨有不良影响。非甾体抗炎药可能会抑制软骨的合成，还可能直接破坏软骨细胞。而骨关节炎的病变部位就在软骨。如果长期服用该类药物，会对关节软骨产生破坏作用，从而加重骨关节炎。

41. 常用的软骨保护剂有哪些？

答（1）透明质酸：因其首先从牛眼球玻璃体中提取而来，故又称为玻璃酸。初期用于治疗赛马的关节炎。1974年，科学家首次使用关节内注射透明质酸治疗骨关节炎，取得了较好疗效。透明质酸是关节液的主要成分，也见于软骨。

（2）超氧化物歧化酶（superoxide dismutase, SOD）：能清除氧代谢过程中产生的副产品，从而减少对关节软骨的损害。本品起效较慢，疗效持续时间可长达18个月。

（3）D-葡糖胺：最先在我国应用的为口服硫酸盐，名为氨基葡萄糖，商品名为"维骨力"。推荐用法为 314～628 mg，每日 3 次，随餐服用，持续 8 周，隔半年左右可重复 1 个疗程。不良反应主要有轻度恶心、便秘和嗜睡等，停药后症状可自行消失。

42. 什么是 PRP？

答 富血小板血浆简称 PRP（platelet-rich plasma），是从患者身上抽取一定的静脉血（20～40 ml），经过专用的离心设备进行离心，获取富含血小板血浆，然后再将其注射到患者的相应部位。

43. PRP 注射的适应证是什么？

答 包括半月板损伤、软骨损伤、膝关节骨关节炎、退化性关节炎、急慢性肌腱炎、慢性肩痛、肩袖损伤、肌腱及韧带扭伤或拉伤、足底筋膜炎、网球肘、高尔夫球肘、跟腱炎等。

44. 膝关节骨关节炎注射疗法的特点是什么？

答 特点是将药物直接送达病灶部位，可以消除炎症刺激，阻断病理反射的发生和发展，消除炎症渗出、增生、肿胀，缓解肌肉紧张或肌痉挛，改善局部血液循环。其见效快，效果明显。

45. 膝关节骨关节炎注射疗法的原则是什么？

答 严格消毒，定位准确，药量准确。

46. 常用的膝关节骨关节炎注射疗法有哪些？

答 常用的注射疗法有局部痛点注射法和关节腔内注射法。

47. 膝关节腔内注射常用的药物有哪些？

答 常用的注射药物有：糖皮质激素、透明质酸制剂、放射性核素、超氧化物歧化酶以及一些中药制剂。近年来，PRP 注射也被广泛应用于临床。

48. 局部痛点注射的主要方法是什么？

答 局部痛点注射时，首先要将膝关节周围疼痛点用标记笔做出明显标记，以标记点为圆心，用碘伏消毒至少直径 10 cm 的范围，用注射器将抗炎镇痛混合液注射到疼痛点。抗炎镇痛混合液一般由下列成分组成：2% 利多卡因、维生素 B_{12} 针剂、倍他米松磷酸钠等。

49. 膝关节骨关节炎常见的有创治疗方法及手术治疗方法有哪些？

答 包括膝关节腔内注射疗法、膝关节腔冲洗疗法、关节镜清理手术、软骨下骨钻孔术、钻孔减压术、骨赘切除术、游离体摘除术、半月板切除术、滑膜切除术、关节软骨成形术、单髁置换术、膝关节周围截骨术、膝关节置换术等。

50. 什么是钻孔减压术？

答 骨内压升高和骨内淤血是引起关节疼痛和功能障碍的重要原因。钻孔减压术可重建血液回流途径，降低骨内压和改善骨内淤血状态，达到缓解甚至解除疼痛、改善关节活动度的效果，但还没有证据证明可以根治膝关节骨关节炎。

第 2 节 保膝治疗

1. 什么是保膝治疗？

答 保膝治疗是指通过各种方法减少膝关节的磨损，使关节使用的时间延长，主要包括药物治疗、物理治疗、运动治疗、中医治疗、手术治疗等。

（1）药物治疗：主要是通过口服药物、外用药、关节腔注射药物等方式进行治疗。

（2）物理治疗：主要是通过冷/热敷、按摩、红外线照射等方式进行治疗。

（3）运动治疗：患者可以在专业康复师的指导下，进行针对性的康复训练。

（4）中医治疗：可以通过针灸、推拿、拔罐等方式进行治疗。

（5）富血小板血浆（PRP）注射疗法。

（6）手术治疗：根据患者病情选择不同的手术方式，如关节镜手术、膝关节周围截骨术、单髁置换术等，能够有效缓解症状。

2. 为什么提出保膝治疗的理念？

答 保膝治疗理念的提出是医学的进步、科技的进步和人民对美好生活追求的结果。膝关节骨关节炎治疗的趋势是早期化、微创化、功能化和经济化。保膝治疗就是在病变早期进行干预，采用微创的手术方法，达到恢复膝关节功能的目的，使患者一生中花费在膝关节上的费用大大降低，生活质量显著提高。

3. 什么是中国特色的保膝治疗？

答 尊重东方传统的生活和劳动习惯及康复理念，将多种精准化及微创化技术相结合，制订符合患者需求和发展阶段特点的阶梯化治疗方案。

4. 保膝术在中国发展的两大理论基石是什么？

答 一是病因学方面，下肢力线不正对关节内受力和磨损程度产生巨大影响，所以纠正下肢力线可以有效解决膝关节内的异常受力，缓解膝关节内的压力；二是病理生理学方面，膝关节骨关节炎多数为前内侧软骨磨损。

5. 什么是保膝术？

答 通常认为的保膝术是指胫骨内侧高位截骨术、股骨远端截骨术和膝关节单髁置换术。医生通过改变力线和（或）去除内侧软骨磨损后的病灶，解除疼痛等症状，尽可能保留膝关节功能，使患者能够保留本体感觉，获得良好的术后关节功能。因为其损伤小，患者可以很快获得康复。

6. 保膝术的特点有哪些？

答（1）保留了患者交叉韧带和侧副韧带，最大限度地保留膝关节的原有功能状态。

（2）术中出血少，软组织干扰少。

（3）术后膝关节功能恢复快。

（4）截骨术后，患者仍然有可能从事高能量的运动，如跑步、跳跃等活动；单髁置换术后可以参加中、高能量的运动。

7. 全膝关节置换术和胫骨内侧高位截骨术治疗膝关节骨关节炎最大的区别是什么？

答 全膝关节置换术是将患者自身膝关节置换成人工膝关节，损伤相对较大，恢复相对较慢。胫骨内侧高位截骨术是根据患者的力线在胫骨内侧高位截取部分胫骨，再打入内固定，使其力线更符合人体力学。该手术完全避开了膝关节，故能够完全保留原有的关节，损伤更小，术后康复锻炼痛苦小，因此功能恢复更快、更好。

8. 膝关节单髁置换术和全膝关节置换术的区别是什么？

答 膝关节单髁置换术是相对全膝关节置换术而言的一种新型微创手术，只置换病损部分，对膝关节内侧或外侧间室进行表面置换，用于替代膝关节损坏的软骨表面。

全膝关节置换术修旧如新；单髁置换术则是以自然关节为基础，"修修补补，修旧如旧"，保留了膝关节的自然属性。保膝的终点是全膝关节置换的起点。如果把全膝关节置换术比喻成"种牙"，那么单髁置换术就是"补牙"。

9. 全膝关节置换术的不足之处有哪些？

答 人体的膝关节是很复杂的关节。除了我们看得到的软骨之外，还有半月板、交叉韧带及侧副韧带等。人工膝关节再好，也不能完全模拟膝关节的功能。人工全膝关节虽然能够满足患者基本的生活需要，但是走路多了还是会肿胀，会不舒服，可能还会有一些疼痛，特别是在做一些精细动作的时候，还是有一些困难。另外，人工全膝关节还存在一些不可避免的问题，如磨损、松动、感染、肿胀等。对于65岁以下的患者来说，全膝关节置换术后可能还会面临再次置换膝关节的问题。

10. 什么是胫骨内侧高位截骨术?

答 胫骨内侧高位截骨术是保膝术的一种,是现在非常流行的一种手术方式。其手术操作标准化、容易控制力线、手术损伤小、术后恢复快及术后临床效果肯定,得到了医生及患者的认可。手术是在胫骨高位将胫骨切开一个缝隙,并按提前设计好的方案截掉一点骨头,撑开一定的角度,再用特制的钢板进行内固定,以矫正膝内翻畸形,使膝关节力线向外移动,从而减轻内侧关节面的压力,达到治疗目的。它适用于胫骨内翻角度大、关节内软骨面磨损小、韧带要求不高、相对较年轻、有中度及高度活动需求的患者。

11. 胫骨内侧高位截骨术的治疗原理是什么?

答 通过截骨术转移下肢力线,使得应力从病变的膝关节内侧向外侧转移到合适的位置,从而达到缓解疼痛、减轻症状的目的。

12. 胫骨内侧高位截骨术的优点是什么?

答 胫骨内侧高位截骨术是在膝关节内侧弯的地方,按照提前设计好的方案切开一个缝隙并截掉一点骨头,但不能让骨头完全断开,然后将下肢按照设计好的方案进行矫正。以前,医生们通常在截骨后用石膏进行外固定,但现在可以用特制的钢板进行内固定,术后1天就可以扶双拐下地,做一些力所能及的活动。1个半月以后复查,如果没有特殊事件,即可改成单拐辅助行走;到3个月时,可以开始练习弃掉拐杖独立行走,也就是完全负重行走。当然,这是一个循序渐进的过程。

13. 胫骨内侧高位截骨术的适应证是什么?

答 相对年轻、活跃的患者,最佳年龄是退休前,膝内翻,胫骨近端内侧角(medial proximal tibia angle, MPTA)≤85°;"年轻型关节"（骨质和外侧软骨条件好），软骨损伤 Outerbridge 分级 0～Ⅳ级；对侧间室软骨条件好。

其他适应证包括先天或发育性畸形、半月板慢性撕裂、局限性骨坏死、关节不稳、创伤后遗症等。

14. 胫骨内侧高位截骨术后膝关节不再疼痛的原理是什么？

答 我们首先要明白膝关节疼痛的原因是什么。事实上，大多数的膝关节疼痛是由膝关节炎症引起的，而膝关节内翻畸形也就是我们经常看见的"罗圈腿"，是造成膝内侧关节炎的主要原因。由于长期膝关节内翻畸形，人行走时主要是磨损内侧，因此内侧软骨越磨越薄，在 X 线片上多表现为内侧间隙的狭窄，软骨过度磨损，使其失去了关节中两块骨头之间的缓冲作用，直接带来的后果就是走路时疼痛，并且随着软骨的逐渐变薄，膝关节的疼痛会越来越重。

而保膝截骨术的主要目的就是矫正膝内翻，增加膝关节内侧间隙，从而减轻膝关节炎症，这样膝盖就不疼了，活动度大大增加，生活质量明显提高。也就是说保膝截骨术后，患者走路时不但腿基本不疼了，而且腿也变直了，外观更好看了。这样的膝关节还可以再多用很多年，甚至一生都不用做膝关节置换术。

15. 膝关节软骨已经很薄了，做胫骨内侧高位截骨术的效果真的会好吗？

答 手术后，患肢的力线可以得到纠正，走路时膝关节的内、外侧负重较为均衡，缓解了由于膝关节内侧的软骨薄而造成的疼痛。这就好比我们穿的鞋子，如果鞋底只是磨损了一侧，我们纠正的方法是：少磨这一侧，而让另一侧较之前多受力，这样就能有效地缓解疼痛。术后的患肢功能不仅可以满足日常生活的需要，患者还可以外出旅游，甚至参加体育锻炼，多数人不用再做人工膝关节的置换，也就避免了因其带来的相关合并症。因此，该手术的效果较好。

16. 患者对胫骨内侧高位截骨术的反应如何？

答 胫骨内侧高位截骨术是一个已经开展了几十年的手术，也是一个很成熟、很常见的手术。手术切口小、创伤小，手术所用时间短，恢复快，术后第一天患者就能扶双拐下地行走。因此，患者的反应很好。

17. 胫骨内侧高位截骨术后还需要做膝关节置换术吗？

答 一般来说，接受胫骨内侧高位截骨术后，膝关节可以再用20年左右，甚至更长时间。如果日常生活中不过度使用膝关节，后半辈子则不需要再做膝关节置换术。即使以后外侧的软骨完全磨坏了，但随着年龄的增长，体力活动会相对减少，剧烈活动更少，对膝关节的伤害也会减少。即便膝关节有一些不舒服，采用保守治疗的方法基本就能缓解症状，而无须做膝关节置换术。

18. 胫骨内侧高位截骨术后还能劳动或做一些体育运动吗？

答 完全可以，这是胫骨内侧高位截骨术最大的优点，因为该手术对膝关节本身不会造成损伤。术后，膝关节不仅还是原来的膝关节，而且原来损伤的软骨还有可能恢复，可以走路、工作、干体力劳动，甚至还可以跳舞、慢跑等等，让患者回归一个正常人的生活，这样的效果是膝关节置换术无法达到的。

19. 胫骨内侧高位截骨术后多长时间可以下地活动？

答 一般来说，患者术后下地的时间通常由主刀医师来决定。主刀医师会根据患者的一般身体状况、麻醉的恢复状况及手术过程的具体情况来确定患者术后第一次的下地时间。通常情况下，患者在胫骨内侧高位截骨术后第一天就可以扶拐下地活动，先在床边站立，然后可以扶拐自行上厕所。这样就可以实现早期生活自理，但此阶段患侧腿不要踩地。

20. 胫骨内侧高位截骨术后站立行走时用拐杖好，还是用助行器好？

答 术后站立行走时需要使用一些辅助用具，使用辅助用具时一般遵循以下顺序：助行器→双拐→单拐。但当患者较年轻、生命体征平稳、一般状况较好时，可以直接使用双拐而跳过助行器这个过程；而对于年龄较大、身体基础状况较差的患者，最好还是先使用助行器，然后逐步过渡到使用拐杖。

21. 胫骨内侧高位截骨术后一般多长时间复查？

答 术后，膝关节的全面恢复一般需要几个月时间。如无特殊异常情况，建议术后1个月、3个月、半年进行复查，以便专业医生了解患者恢复的情况，并根据患者情况调整康复训练方案。但在任何时间段，如果患者发生了患肢肿胀、疼痛或肢体功能障碍加剧、呼吸困难等情况时，即使未到复查时间，也要及时到医院就诊。

22. 胫骨内侧高位截骨术后能做下蹲动作吗？

答 做完手术后，膝关节完全可以自由活动。该手术并没有破坏原来的膝关节结构，患者术后不仅能蹲、能走，还能从事慢跑等体育活动。截骨手术部位的骨头长好了，就可以做以上提到的所有活动。

23. 胫骨内侧高位截骨术后要取出腿内的钢板吗？

答 一般来说，钢板不影响腿的正常活动，不需要取出来。因为取钢板又是一次大手术，而手术本身就是一次对人体比较大的伤害，取钢板手术甚至比截骨手术对人体的风险更大。如果患者因为各种原因一定要取出钢板,一般是在手术 2 年后再做钢板取出手术。

24. 胫骨内侧高位截骨术后膝外侧有麻木感怎么办?

答 在手术过程中,一些操作会影响到膝关节周围表皮神经,造成膝关节周围皮肤的麻木感。这种麻木感在手术后 6~12 个月会逐渐消退,因此不必过分担心。

25. 开放楔形胫骨内侧高位截骨术在近些年发生了哪些改变?

答 主要在以下几方面发生了很大改变:适应证更明确,手术技术更加标准化,更加微创,力线调整更加精确且易于操作,拥有了专门的矫形钢板进行钢板固定,实现了真正意义上的快速康复,患者能够早下地,实现早期完全负重。从功能上讲,87% 的患者能够回到运动场,10 年生存率达到 91.6%。

26. 胫骨内侧高位截骨术微创化手术技术的特点是什么?

答 小切口,胫骨前内侧入路,不损伤任何肌肉组织,不截腓骨。

27. 确保胫骨内侧高位截骨术成功的核心要素是什么?

答 全面的评估,患者的选择,标准化的手术技巧,微创化的手术技巧,精确的力线调整,可靠的内固定物,早期全面的康复计划。

28. 什么是膝关节单髁置换术?

答 膝关节单髁置换术也是保膝术的一种。单髁置换术是只对膝关节单一间室进行关节重建,一般多为内侧间室的单髁置换术,少数是外侧间室的单髁置换术。单髁置换术分为活动平台单髁置换术和固定平台单髁置换术,前者应用范围更广。它适用于关节内单间室软骨面磨损较重或者"骨磨骨"、对侧间室软骨良好、关节外畸形较小、韧带功能良好、年龄较大、有中度活动要求的患者。

29. 膝关节单髁置换术的治疗理念是什么?

答 单髁置换术只是将已经发生病变的内侧间室或外侧间室进行置换,并不像全膝关节置换术一样把没有发生病变的关节软骨、半月板、前/后交叉韧带也全部进行置换,也就是尽可能保留了自然的、原有的膝关节结构与功能。

30. 膝关节单髁置换术的适应证是什么?

答 需要局部修补的患者;膝关节有一定内翻,可以保护其余部分自然老化的软骨半月板;不需要骨折愈合过程,老年人更适合;还适合不太活跃、关节退变严重、骨质疏松的"老化型关节"。

31. 膝关节单髁置换术的禁忌证是什么?

答 禁忌证包括炎症性关节病、关节不稳定、膝关节韧带损伤及多个间室严重病变等。由于假体磨损问题,不适合特别活跃的年轻患者。

32. 如何根据关节外有无畸形选择胫骨内侧高位截骨术或膝关节单髁置换术?

答 当关节外有畸形时选择胫骨内侧高位截骨术,当关节外无畸形时选择膝关节单髁置换术。

33. 磨损的软骨能自我修复或再生吗?

答 通常来说,软骨是不能再生的。注射透明质酸、抽积液、小针刀疗法、按摩、理疗、推拿、服用各种药物等保守治疗方法都不可能让关节软骨再生。因为人每天都要走路、都在活动,软骨还在继续磨损,所以软骨的磨损会越来越严重。有研究发现,做完截骨手术之后,内侧软骨不再磨了,还可以长出一些新的软骨,这些新长出来的软骨虽然跟原有的软骨不太一样,但也能起到一定的缓冲作用,达到缓解疼痛、延长关节寿命的目的。

34. 在膝关节骨关节炎的阶梯治疗中，医生使用的两把"尺子"是什么？

答 下肢力线和关节炎分期是医生需要正确使用的两把"尺子"。只有充分考虑并评估膝关节骨关节炎的力线畸形和软骨磨损程度，才能更加精确地针对每位患者制订个体化的治疗方案。为了更好地理解下肢力线和畸形，首先必须理解和确定正常对线的参数和界线。

35. 当医生检查患者或者施行下肢矫形手术时重要的步骤是什么？

答 以下的步骤必不可少，即充分评估并明确股骨、胫骨、髋关节、膝关节和踝关节的正常解剖和对线。如果缺少这一步，就不能正确实施保膝术。

36. 什么是机械轴？

答 机械轴是从近端关节中心点到远端关节中心点的连线。由于它是从一个关节中心点到另一个关节中心点，所以永远是直线。无论是在冠状面上，还是在矢状面上，股骨和胫骨的机械轴线都是直线。

37. 什么是解剖轴？

答 我们定义解剖轴为骨干中线。在平直的骨骼中，解剖轴沿笔直的骨干中线走行；在带弧度的骨骼中，解剖轴沿弧形的骨干中线走行。由于股骨在矢状位本身带有前弓，因此其矢状面解剖轴为弧形。

38. 怎样确定髋关节的中心点？

答 髋关节的中心点位于股骨头圆形的中心点，最好用 Mose 圆来确定，临床上经常使用量角器的中心来确定该点。

39. 怎样确定膝关节的中心点？

答 膝关节的中心点位于股骨髁间窝的顶点，胫骨的中心，膝关节周围软组织的中点或者胫骨平台的中点。临床上常采用股骨髁间窝的顶点和胫骨嵴中点的方法来确定膝关节的中心点，这样就无须测量骨组织或者软组织的宽度。

40. 怎样确定踝关节的中心点？

答 测量距骨宽度的中点和胫骨下端宽度的中点是确定踝关节中心点最便捷的方法。

41. 什么是关节走行方向线？

答 在某一个特定平面或者投影上，可以用一条直线来代表关节的走行方向，这条直线称为关节走行方向线。

42. 怎样确定踝关节在冠状面上的走行方向线？

答 做经过胫骨远端软骨下骨的直线，以此来确定踝关节在冠状面上的走行方向线。

43. 怎样确定踝关节在矢状面上的走行方向线？

答 做连接胫骨后唇远点和胫骨前唇远点的一条直线，将其作为踝关节在矢状面上的走行方向线。

44. 怎样确定胫骨近端的膝关节走行方向线？

答 在冠状面上做一条直线，连接内、外侧胫骨平台的平面或者凹面软骨下骨线，可以确定胫骨近端的膝关节走行方向线。

45. 怎样确定股骨远端的膝关节走行方向线？

答 将股骨内、外侧髁弧形顶点相连，或做内、外侧髁最远点的切线，以此来确定股骨远端的膝关节走行方向线。

46. 人双足站立，当双足分开与并拢时，膝关节走行方向线及机械轴与地面的关系分别是什么？

答 当人双足站立时，如果双足分开，膝关节走行方向线与地面呈 3°，而机械轴则垂直于地面；如果双足并拢，膝关节走行方向线平行于地面，而机械轴与地面呈 3°。

47. 怎样确定矢状面上胫骨近端的膝关节走行方向线？

答 在矢状面上，沿胫骨平台的软骨下骨线做一条直线，以此作为胫骨近端的膝关节走行方向线。

48. 怎样确定矢状面上股骨远端的膝关节走行方向线？

答 在矢状面上，股骨远端的关节面形状为圆形。连接股骨髁和股骨干前后方的交点，做一条直线，以此作为股骨远端的膝关节走行方向线。对于儿童，仅需连接生长骺板的前点和后点。

49. 怎样确定冠状面上髋关节的走行方向线？

答 股骨头近似圆形，将大转子近端的顶点与股骨头中心的连线作为冠状面上髋关节的走行方向线。股骨颈的骨质中线同样可以代表髋关节的走行方向线，这时采用股骨头中心作为一点，股骨颈骨干的中点作为另一点。

50. 胫骨内侧高位截骨术术前计划的"五步走"指什么？

答 判断内、外翻，判断畸形部位，确定目标力线，确定合页和截骨线，用 Miniaci 法确定截骨角度。

51. 保膝方法选择的主要判断标准是什么？

答 如表 1-1 所示。

表 1-1　保膝方法的选择

胫骨内翻角度	全层软骨损伤	部分软骨损伤	骨碰骨	内侧软骨缺损	多间室病变
0°~5°	保守治疗	保守治疗或单髁置换术	单髁置换术	单髁置换术	全膝关节置换术
5°~10°	保守治疗或胫骨内侧高位截骨术	胫骨内侧高位截骨术	胫骨内侧高位截骨术	单髁置换术或全膝关节置换术	全膝关节置换术
≥10°	胫骨内侧高位截骨术	胫骨内侧高位截骨术	胫骨内侧高位截骨术	全膝关节置换术	全膝关节置换术

52. 保膝截骨术的常见合并症有哪些？

答　合页骨折、矫正不良、切口愈合不良等。

53. 保膝截骨术发生合页骨折的常见原因及处理原则是什么？

答　Ⅰ型：合页过高、截骨线过深。处理原则：无须特殊处理，拉力钉加压，正常康复。

Ⅱ型：合页点位置过低、拉力钉过度加压。处理原则：拉力钉复位，钢板固定，结构植骨，延迟负重。

Ⅲ型：合页保留过宽。处理原则：外侧平台复位，拉力钉固定，继续截骨，钢板固定，结构植骨，延迟负重。

54. 保膝截骨术矫正不良的常见原因有哪些？

答　肢体外旋，膝关节内侧副韧带浅层未彻底松解，力线验证未模仿负重引力，拉力钉加压过度。

55. AO 的全称是什么？

答 AO 是德文 Arbeitsgemeinschaft für Osteosynthesefragen 的缩写，即"国际内固定研究学会"。该学会于 1958 年在瑞士达沃斯成立，是世界上最著名的骨科研究教育机构。其下分设多个不同骨科亚学科机构。其中，AO 膝关节保护学组（AO knee joint preservation group）致力于膝关节保护与治疗，是全球保膝研究和教育的领导者。该学组定期或不定期开展保膝理论和手术技术的研究，率先提出采用锁定钢板的 AO 双平台截骨技术，包括胫骨近端内侧开放截骨术和股骨远端双平面闭合截骨术。

56. 怎样避免出现膝关节手术治疗的"真空地带"或关节置换适应证的扩大化？

答 膝关节手术治疗的"真空地带"是指手术医生缺乏某一项技术，如不擅长单髁置换术，或者不擅长胫骨内侧高位截骨术或全膝关节置换术。

要避免出现膝关节手术治疗的"真空地带"或关节置换适应证的扩大化，医生要接受系统化的 AO 截骨教育，实践标准化 Tomofix 手术技术并推广；既要掌握关节置换手术技术，也要能开展关节保护性手术；认真全面评估每一位需要手术的患者的具体情况，提出个性化的治疗方案，选择胫骨内侧高位截骨术、单髁置换术或全膝关节置换术。这样才能避免出现膝关节治疗的"真空地带"或关节置换适应证的扩大化，从而最大程度满足患者的需求。

57. 患者从手术室回到病房后可以做哪些训练？

答 患者从手术室回到病房后应该尽早开始功能训练，越早越好。康复师或护士应告知并教会患者功能训练的具体动作，如呼吸训练、双下肢踝泵运动、股四头肌收缩训练、直腿抬高训练等。

58. 保膝术后第一天康复的主要目标是什么？

答 主要目标是保证生命体征平稳，促进下肢血液循环，预防下肢深静脉血栓形成，减轻肿胀，防止组织粘连，最好能够下床站立及行走。

59. 俗话说："伤筋动骨一百天"，保膝术后也要在床上躺一百天吗？

答 骨折或者软组织严重损伤后需要3个月左右的时间才能愈合，恢复正常功能，即俗话说的"伤筋动骨一百天"。但这句俗语是不太全面的，它更多的是基于病理生理学上的观察。随着材料学和工程学的进步，科学家们找到了可以牢固固定断裂的骨或肌腱的方法，再加上医疗技术（包括手术技术、麻醉技术、护理技术、康复技术）的进步，患者围手术期管理水平的不断提升，目前患者手术后早已不需要在床上躺一百天了，而是很早就可以下床并开始活动，甚至手术当天就可以下床行走。即使卧床，也要根据医生的指导做一些全身或者四肢的功能锻炼。

60. 患者术后多久可以从双拐辅助行走改成单拐辅助行走？

答 通常膝关节截骨手术后1个月左右，其间如果患者可以完成每天3000步的行走，而且膝关节没有明显不适，就可以从使用双拐改为使用单拐辅助行走。

61. 患者术后多久可以由单拐辅助行走改成不用拐杖行走？

答 一般要满足以下两个条件：单拐辅助行走2~4周及可以完成每天4000~5000步的行走，而且膝关节没有明显不适，此时患者就可以尝试不用拐杖辅助行走。

62. 手术伤口拆线后多久可以洗澡？

答 如果伤口没有红肿热痛等感染迹象，通常可在术后 2 周拆线，拆线 2 天后针眼就能愈合，这时就可以洗澡了。洗完后立即擦干，注意预防感染。

63. 保膝术后，患者只做理疗而不做康复训练可以吗？

答 有些患者觉得截骨术后做肢体功能的康复训练太累了，选择只做理疗而不做康复训练。只做理疗是远远不够的，因为理疗只是康复治疗中的一个环节，其主要作用是减轻肿胀、疼痛和促进伤口愈合等。要恢复肢体或关节的全部功能，还必须结合肢体的功能训练，才能让肢体功能全面快速地得到康复，才能让患者早日回归正常生活、回归社会。

64. 保膝术后最重要的康复训练是什么？

答 股四头肌锻炼最为重要。因为长期的膝关节骨关节炎疼痛会使患肢使用减少，股四头肌萎缩，手术创伤也会使其肌力下降。积极的股四头肌锻炼有助于恢复其肌力，增加膝关节的稳定性，恢复正常步态。

65. 伤口没长好时，如果训练太用力，伤口会不会裂开？

答 一般来说是不会的。因为在各项康复训练之前，无论是医生，还是护士或康复师，都会告诉患者康复训练的原则：动作幅度由小到大，频率由慢到快，强度由弱到强。每次康复训练都要根据患者的具体情况来确定幅度、频率及强度。患者只要按照这些原则去做，就不会发生伤口裂开的情况。

66. 康复训练后肢体有些肿胀和疼痛，还能继续训练吗？

答 康复训练后，肢体可能会有些肿胀或轻到中度的疼痛，这是康复过程中的常见现象。一般来说，康复师在整个康复训练过程中会密切观察患者的情况，包括肿胀、疼痛等，根据这些情况随时进行评估，并根据评估结果对康复方案做出调整，不会让患者发生极度肿胀及重度疼痛。即便训练以后有些肿胀或疼痛，康复师也会对肿胀或疼痛的部位采取冰敷等缓解措施，以有效控制这些症状，让患者更加舒适。

67. 术后3个月的X线片显示骨愈合较慢，应该怎么办？

答 影响骨愈合的因素很多，如患者的一般状况、营养状况、伤口情况、功能训练的情况等。当患者出现骨愈合较慢时，千万不要"有病乱投医"，一定要到正规医院寻求专业医生的帮助，找出影响骨愈合的原因，听取医生的建议，采取相应的措施，如可以采用冲击波等疗法促进骨愈合。

第 3 节

人工全膝关节置换术

1. 什么是人工全膝关节置换术?

答 人工全膝关节置换术是指将已磨损的关节面切除,再植入全部人工膝关节,其目的是减轻关节疼痛,改善关节功能,矫正关节畸形,提高患者的生活质量。人工全膝关节置换术(图 1-6)是在近代人工髋关节成功应用于临床后逐渐发展起来的一种治疗膝关节疾病的新技术,已经取得了很好的临床疗效,被越来越多的临床医生和患者接受。

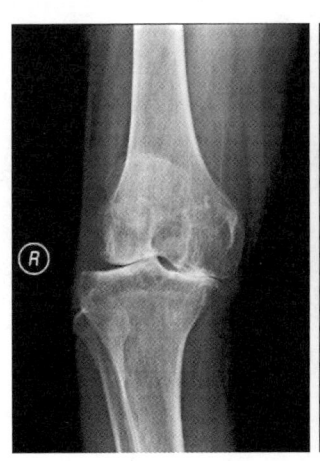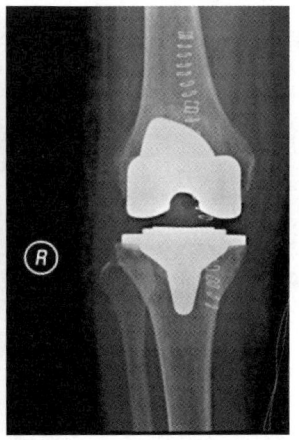

图 1-6 人工全膝关节置换术前(左)、术后(右)X 线片

2. 人工全膝关节置换术的绝对适应证有哪些?

答 (1)55 岁以上多间室膝关节骨关节炎。

（2）类风湿关节炎及强直性脊柱炎的膝关节晚期病变。

（3）创伤性关节炎。

（4）骨缺血坏死或肿瘤等病变所致的严重功能障碍。

（5）大面积膝关节骨软骨坏死或病变不能通过其他手术方法修复的病例。

（6）非感染性关节炎引起的膝关节病损并伴有疼痛和功能障碍，如大骨节病、血友病性关节炎。

3. 人工全膝关节置换术的相对适应证有哪些？

答（1）膝关节不稳。

（2）僵硬或畸形。

（3）适用于各种原因引起膝关节病变致顽固性疼痛，长期经各种其他治疗效果不好的病例，且患者有迫切的需要并已经做好心理准备。

4. 人工全膝关节置换术的绝对禁忌证有哪些？

答（1）活动性感染。

（2）屈肌功能障碍，不能主动屈膝。

（3）无症状的膝关节强直。

（4）神经性关节炎。

（5）膝关节周围肌肉瘫痪或神经性关节病。

（6）无疼痛且膝关节已长期融合于功能位。

（7）其他可预见的会导致手术危险和术后功能不良的病理情况，应在纠正这些因素后才考虑手术。

（8）全身功能较差或基础疾病未得到很好控制，应在规范的内科治疗使疾病得到控制后方可考虑手术治疗。

5. 人工全膝关节置换术的相对禁忌证有哪些？

答 （1）既往股骨、胫骨有骨髓炎病史。

（2）膝关节明显血供不足。

（3）患者有过高的生理或职业要求。

（4）一般情况差，严重骨质疏松，过度肥胖。

6. 人工全膝关节置换术后的并发症有哪些？

答 假体周围感染、神经损伤、血肿、出血、深静脉血栓形成与肺栓塞、疼痛、伤口愈合不良、膝关节生物力学不稳、假体松动、假体周围骨折（如胫骨骨折、股骨骨折、髌骨骨折）、膝关节僵硬、活动受限、全身性并发症等。

7. 腓总神经损伤的临床表现是什么？

答 人工膝关节置换术后易发生腓总神经损伤，其临床表现为胫前肌和踇长伸肌功能障碍、踝关节不能背伸、足下垂、运动障碍。

8. 人工全膝关节置换术后的护理要点有哪些？

答 （1）严密观察生命体征，包括体温、脉搏、呼吸、血压及血氧饱和度等。

（2）术后遵医嘱应用抗生素以预防感染。

（3）术后体位管理：术后用软垫或软枕抬高患肢，以促进血液循环；患肢保持中立位，避免腓肠肌和腓总神经过度受压，防止足下垂。

（4）管路管理：固定好各种管路，防止牵拉、扭曲、折叠或脱落。

（5）观察患肢感觉、运动及肌力情况，肢体有无肿胀，肢端皮肤、温度、颜色等，如有异常要及时报告医生。

（6）做好疼痛管理、血栓预防及护理。

（7）协助康复师尽早开始功能锻炼。

（8）重视及做好患者及家属的心理护理。

9. 人工全膝关节置换术后发生感染的危险因素有哪些？

答 （1）患者肥胖，合并糖尿病或类风湿关节炎，使用免疫抑制药、激素、抗凝制剂等药物。

（2）使用限制性铰链式假体、金属微粒，局部原先接受过手术，局部有皮肤坏死，手术及住院时间延长，术后血肿形成或伴有身体某处感染性病灶等。

10. 人工全膝关节置换术后复查的目的是什么？

答 （1）查看伤口愈合的情况。

（2）检查膝关节功能恢复的情况。如果恢复不良，要早期进行干预，干预的方法以物理治疗、手法治疗及功能锻炼为主。一旦半年以后功能恢复不理想，膝关节的功能就很难恢复。

（3）检查有无发生并发症。

（4）根据患者全身及膝关节功能的恢复情况，与患者讨论与制订下一个阶段的康复方案。

11. 人工全膝关节置换术后饮食的注意事项有哪些？

答 （1）注意保持合理膳食，保持食物种类多样。

（2）多吃高蛋白质的食物，如瘦肉、鱼肉、鸡蛋、奶酪；多吃高纤维素的食物，如菠菜、芹菜、油麦菜等绿叶菜。

（3）保持大便通畅，多喝水，保持一天的液体总摄入量大于2000 ml。也可以吃一些含益生菌的食物，如酸奶等，必要时可以选择适当的促进排便的药物。

12. 人工全膝关节置换术后活动的注意事项有哪些？

答 （1）患者应该积极开展各种功能锻炼，如股四头肌功能锻炼。

股四头肌功能强大后，能更早、更好地恢复膝关节的步态，能够上下楼，恢复日常生活、工作，甚至他人看不出做过膝关节置换手术。

（2）要遵医嘱回医院复查，复查时间多为术后4周、6周和3个月。

（3）手术后不建议进行剧烈的活动，如快步走、对抗性比赛；不要盘腿，尽量不要深蹲；可以爬山或走楼梯，但不要过度，要爱惜置换过的膝关节，这样才能延长人工膝关节的寿命。

第 2 章
髋关节

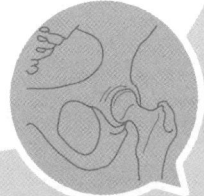

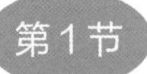

第1节 概述

1. 髋关节的解剖结构是什么？

答 髋关节是人体最大的负重关节，主要由股骨上端呈球形的股骨头和骨盆上的圆形髋臼窝两部分组成。两者通过周围的韧带、关节囊连接在一起构成关节。与膝关节相比，髋关节不仅具有良好的内在稳定性，还有很大的活动性（图2-1）。

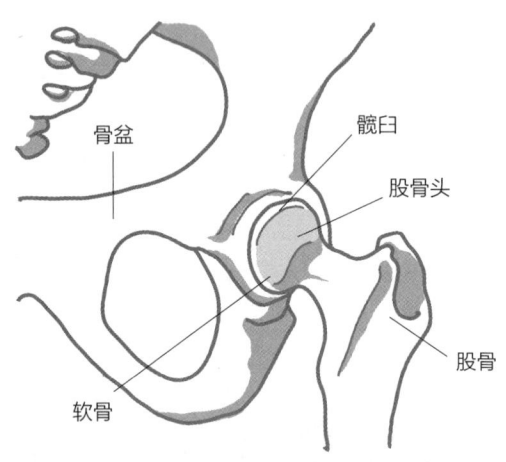

图2-1 髋关节的解剖结构

2. 髋关节的功能有哪些？

答 髋关节的功能包括前屈、后伸、内收、外展、内旋和外旋（图2-2）。

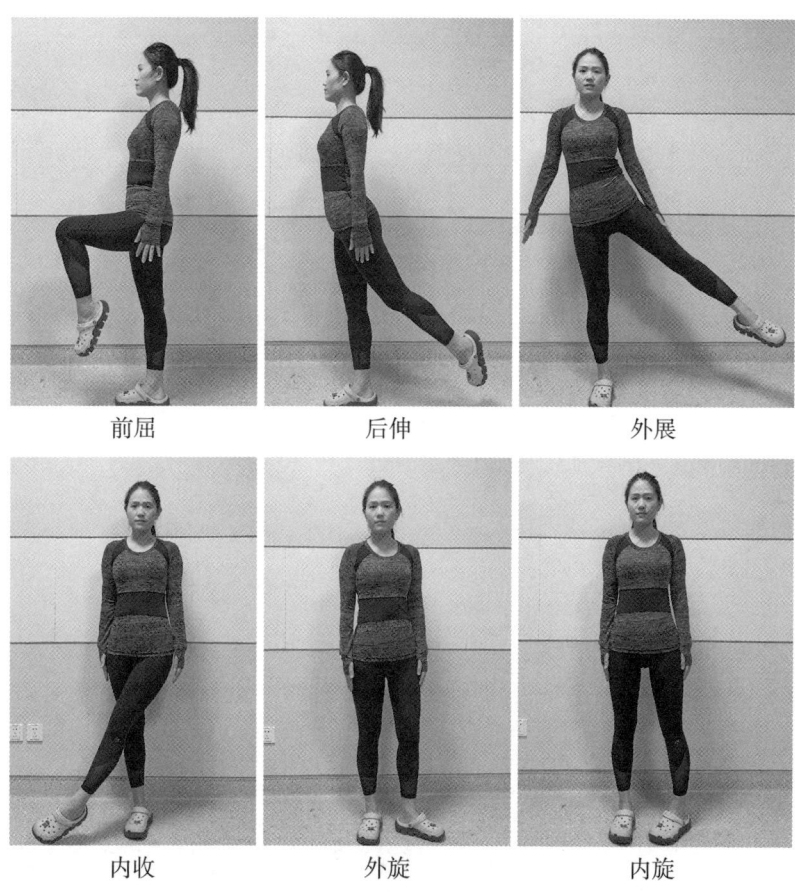

| 前屈 | 后伸 | 外展 |
| 内收 | 外旋 | 内旋 |

图 2-2 髋关节的功能

3. 髋关节有哪些特殊检查?

答 髋关节的特殊检查主要有：托马斯（Thomas）试验、奥伯（Ober）试验、特伦德伦堡（Trendelenburg）试验、Bryant 三角试验、Galeazzi 试验等。

4. 常见的髋关节疾病有哪些?

答 股骨头坏死、骨关节炎、类风湿关节炎、髋臼发育不良、强直性脊柱炎、创伤性关节炎、股骨髋臼撞击综合征等。

5. 什么是股骨头坏死？

答 股骨头坏死主要是指股骨头缺血性坏死或无菌性骨坏死，由于各种原因造成股骨头血供中断或受损，引起骨细胞及骨髓成分死亡及随后的修复，继而导致股骨头结构改变、股骨头塌陷、关节功能障碍的疾病（图2-3）。可分为创伤性和非创伤性两种。

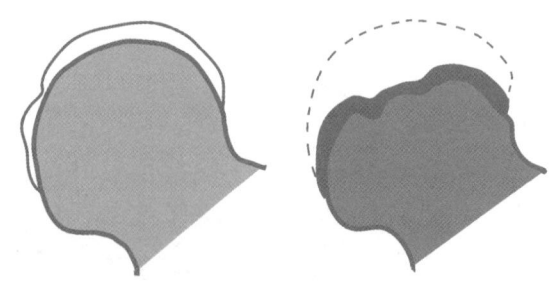

图2-3 正常的股骨头（左）和坏死塌陷的股骨头（右）

6. 导致股骨头坏死的三大诱因是什么？

答 长期使用糖皮质激素、髋部创伤及长期大量饮高度酒是股骨头坏死的三大诱因。

7. 什么是股骨头缺血性坏死？

答 股骨头缺血性坏死是一种由于骨内循环障碍、骨细胞坏死，继而导致股骨头结构发生变化，引起股骨头塌陷、髋关节疼痛和功能障碍的疾病。它是一种特定的、独立的髋关节疾病，而不是多种髋关节疾病的共有特征和病理状态。

8. 导致股骨头缺血性坏死的主要原因是什么？

答 （1）创伤因素：如股骨颈骨折、髋关节脱位等，供应股骨头的血运因为创伤突然中断。

（2）非创伤因素：如长期接受激素治疗、过度饮酒、血供不良等。

（3）其他：潜水、飞行、肥胖症、高血压、糖尿病、动脉硬化、痛风、放疗、烧伤、高血红蛋白病等。

9. 股骨头缺血性坏死的主要临床表现有哪些？

答 （1）疼痛：早期为髋部、大腿根部或腰骶部酸痛、不适和僵硬感，疼痛多为间歇性，以后随病情发展，疼痛和僵硬感逐渐加重。

（2）活动受限：患侧髋关节屈伸不利，下蹲困难，不能久站，上下自行车困难，走路呈"鸭子步"，尤其早期以外展、外旋活动受限最为明显。

（3）跛行：早期往往出现间歇性跛行。

（4）骨盆倾斜：这是一种由于疼痛反射引起的保护性姿势。

（5）肌肉痉挛。

（6）早期自觉患肢肌肉无力，以后逐渐发生失用性萎缩，以大腿或臀肌为明显。

（7）肢冷。

10. 股骨头缺血性坏死疼痛的特点是什么？

答 站立行走时疼痛加重，疼痛从腹股沟向膝部放射，休息后疼痛减轻。个别患者有髋关节一过性剧烈疼痛。

11. 股骨头缺血性坏死的治疗方法有哪些？

答 （1）非手术治疗

①主要是避免负重，包括卧床休息、扶拐下地。

②药物治疗：活血类药物、降脂类药物、双膦酸盐等。

③中医疗法：冷、热敷及针灸等。

④其他：电刺激、高压氧等治疗。

（2）手术治疗

①保留股骨头的手术：包括髓芯减压术、注射骨髓干细胞、带血管蒂的植骨术、股骨近端截骨术等。

②人工全髋关节置换术。

12. 什么是下肢的真性不等长？

答 是由发育异常（如髋内翻、发育性髋关节脱位）或创伤、退变、感染等引起的解剖结构上的肢体不等长。

13. 什么是下肢的表观不等长？

答 是指双下肢在外观上表现出的长度不一致，这种情况在临床上被称为"长短腿"。它主要分为两种情况：真性不等长和假性不等长。

14. 什么是股骨颈骨折？

答 股骨颈骨折是指股骨颈的连续性或完整性中断，它的一个严重合并症就是股骨头缺血性坏死。

15. 股骨颈骨折有哪些特点？

答 （1）患者的平均年龄在 60 岁以上，且年龄越大，骨折愈合越困难。老年人股骨颈骨折后可加重原发病而导致意外发生。

（2）由于解剖特点，有 10%~20% 的股骨颈骨折不愈合。

（3）由于股骨头血液供应的特殊性，主要供血来源在骨折时容易被阻断，不但影响骨折的愈合，还可能造成股骨头缺血性坏死。

16. 为什么老年人容易发生股骨颈骨折?

答（1）老年人骨骼质量下降，多伴有骨质疏松。

（2）股骨颈生物力学结构削弱，使股骨颈变得脆弱。

（3）老年人的髋周肌群多有退行性改变，不能有效抵消髋部有害应力，加之髋部所受到的应力一般是体重的 2~3 倍，因此不需要多大的暴力就能导致股骨颈骨折。

17. 股骨颈骨折的临床表现有哪些?

答（1）畸形：患肢大多伴有轻度屈髋、屈膝及外旋畸形，还可伴有短缩畸形。

（2）疼痛：患者可表现为髋部疼痛，尤其是移动患肢时疼痛更为明显。在腹股沟韧带中点下方常有压痛。

（3）肿胀：可有轻度肿胀，但外观上不易看到。

（4）功能障碍：大多数患者骨折后不能坐起或站立，但也有一些线状骨折或嵌插骨折的患者仍能走路或骑自行车。

（5）患侧大转子升高：①大转子在髂-坐骨结节连线上。②大转子与髂前上棘间的水平距离缩短，短于健侧。

18. 什么是髋关节骨关节炎?

答 是由于髋关节面长期负重不均衡所致的关节软骨变性或骨质结构改变的一类骨关节炎性疾病（图 2-4）。

19. 髋关节骨关节炎的主要病因是什么?

答 髋关节骨关节炎的确切病因尚不清楚，可能与以下几种因素相关。

（1）年龄：年龄越大，软骨及周围肌肉退变的程度也就越大。

（2）性别：女性患骨关节炎的风险更高，为男性的 2~3 倍。

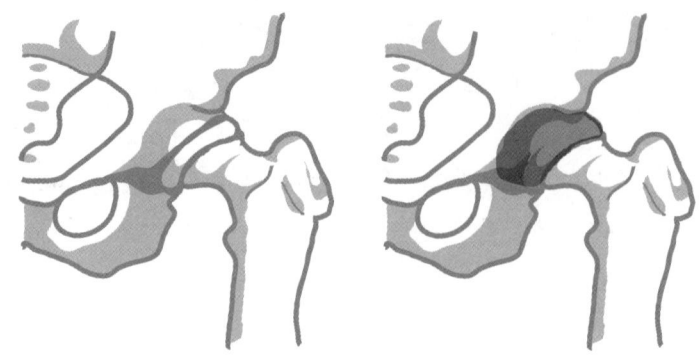

图 2-4　正常髋关节（左）和患病髋关节（右）

（3）肥胖：超重增加了关节的负荷，增加了软骨破坏的风险，和髋关节骨关节炎的发病呈正相关。

（4）创伤病史：曾经有过关节损伤、骨折等。

（5）局部应力不均：增加软骨破坏的风险。

（6）遗传因素等。

20. 髋关节骨关节炎的临床表现有哪些？

答 （1）关节疼痛、肿胀：早期轻微肿胀和疼痛，以后可逐渐加重，尤其是关节活动如上下楼梯时。

（2）髋关节僵硬：晨起或久坐、久站后变动体位时，关节僵硬感觉明显，慢慢活动后症状减轻。

（3）髋关节活动受限：病情逐渐加重，关节僵硬状态逐渐延长，关节活动受限。

（4）有时可以听见肿大的关节内有骨与骨摩擦的声音。

21. 髋关节骨关节炎的治疗方法有哪些？

答 （1）非手术治疗

①锻炼、控制体重、使用双拐等辅助行走工具等。

②药物治疗。

③中医疗法。

④其他：理疗、电刺激等。

（2）手术治疗：闭孔神经切断术、髋关节周围截骨术、关节融合术、髋关节镜清理术、人工髋关节置换术等。

22. 什么是强直性脊柱炎？

答 强直性脊柱炎是一种可累及多个器官的自身免疫性疾病，最常累及脊柱和髋关节。侵犯脊柱时可使脊柱的生理弯曲消失，晚期僵硬可导致躯干和髋关节屈曲；病变常常从骶髂关节炎开始。

23. 强直性脊柱炎累及骶髂关节时的临床表现有哪些？

答 约 90% 的强直性脊柱炎患者最先表现为骶髂关节及下腰部疼痛，间歇性或两侧交替出现，可放射至两侧臀部和大腿，髋关节活动无受限。早期患者无阳性体征，伸直抬腿试验阴性。按压或伸展骶髂关节可引起疼痛。有些患者仅有 X 线片改变。

24. 强直性脊柱炎的治疗方法有哪些？

答 （1）非手术治疗

①指导患者保持脊柱和髋关节功能位。

②药物治疗。

③中医疗法。

④其他：理疗、功能锻炼等。

（2）手术治疗：人工髋关节置换术是治疗晚期强直性脊柱炎髋关节僵直的唯一手段。

第 2 节

人工髋关节置换术

1. 什么是人工髋关节置换术？

答 人工髋关节置换术分为人工股骨头置换术和人工全髋关节置换术，是将人工假体，包含股骨部分和髋臼部分，利用骨水泥和螺丝钉固定在正常的骨质上，以取代病变的关节，重建患者髋关节的正常功能，是一种比较成熟、可靠的治疗手段（图 2-5）。

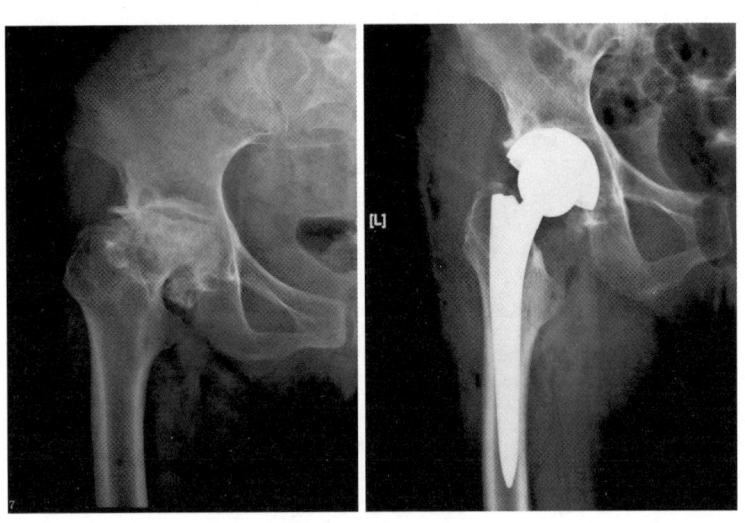

图 2-5　人工髋关节置换术前（左）、术后（右）X 线片

2. 人工髋关节假体一般如何分型？

答 一般分为水泥型假体和非水泥型假体。临床要根据患者的年龄、骨质情况来选择不同的类型。

3. 人工髋关节原则上可以使用多久？

答 一般来说，只要手术技术过关，术后不发生术区感染，患者不发生跌倒而将人工关节摔坏，人工髋关节可以使用至少 20 年；陶瓷对陶瓷的人工关节可能使用得更久。

4. 人工髋关节置换术病史采集专科问诊的主要内容包括哪些？

答（1）鉴别诊断：包括股骨头缺血性坏死、骨关节炎（继发于髋关节发育不良、Perthes 病或股骨髋臼撞击综合征）、创伤性关节炎及感染后遗症。

（2）寻找可能的病因：外伤、饮酒、糖皮质激素的使用及井下工作史等。

（3）评估目前髋关节的功能情况：可以参考 Harris 评分表对患者髋关节的功能情况进行评分。

5. 人工髋关节置换术现病史采集的主要内容包括哪些？

答（1）疼痛情况：疼痛一般是患者就诊的主要原因。要详细询问患者疼痛的具体部位（腹股沟、臀部、大转子等）、持续时间、性质、加重或缓解因素。

（2）关节畸形及僵硬情况。

（3）跛行情况。

（4）日常生活能力。

6. 人工髋关节置换术前需常规获得的影像学资料包括哪些？

答 一般包括双髋关节正位、侧位 X 线片，下肢全长 X 线片；CT、MRI 等检查仅在复杂或特殊病例中才需要。

7. 人工髋关节置换术前体格检查的主要内容包括哪些？

答 人工髋关节置换术前一定要对下列内容进行认真检查：患者的步态、畸形部位、软组织的条件、双下肢肌力、双下肢长度、双侧髋关节活动度、腰部和相邻关节的情况。

8. 人工髋关节置换术前体格检查中视诊的主要内容包括哪些？

答 （1）动态观察：让患者赤脚往返行走，仔细观察其步态，看看有没有以下几种异常步态：避痛步态、臀大肌步态及短肢步态等。

（2）站立位观察：让患者站好，充分暴露脐以下部位。先从后方观察有无骨盆倾斜，再从侧方观察有无腰前凸增大。还要注意观察髋关节周围皮肤的颜色、纹理是否对称，是否有包块、瘢痕、窦道等。

（3）平卧位观察：让患者仰面躺在诊查床上，先检查下肢长度，即观察双侧内踝尖是否位于同一水平，再检查下肢位置，因为髋关节处于不同的位置时提示髋关节可能患有不同的疾病。

9. 人工髋关节处于不同的位置时有什么临床意义？

答 人工髋关节处于不同的位置时提示髋关节可能发生了不同方向的脱位。

（1）当患肢短缩、内收和内旋并且大转子向外突出时，可能预示有髋关节后脱位。

（2）当患肢表现为伸直、外旋时，则可能是髋关节前脱位。

10. 人工髋关节置换术前体格检查中触诊的主要内容包括哪些？

答 （1）用手背检查髋关节周围的皮温，再检查周围有无包块。

（2）检查内收肌张力，注意有无因为髋关节疾患导致的内收肌紧张。

（3）检查有无摩擦感，将一手置于腹股沟韧带下、股动脉外侧股骨头的体表投影处，另一手内、外旋下肢，如此可以感觉到源自髋关节的摩擦感。

（4）在俯卧位可以触及髂后上棘和坐骨结节，检查有无压痛。

11. 人工髋关节置换术前怎样做动诊检查？

答 让患者主动屈伸、内收、外展、内旋和外旋髋关节，观察是否平顺，是否存在困难；然后向各个方向被动活动髋关节，观察患者有无疼痛或摩擦感，活动终末点是弹性还是硬性。

12. 人工股骨头置换术的优、缺点有哪些？

答（1）优点：人工股骨头置换术属于半髋关节置换术，操作简单，手术时间短，手术创伤小，费用低，置换术后关节活动度好，可早期下床活动。

（2）缺点：在置换一段时间后可引起髋臼进一步的磨损和毁坏，有可能需要再做人工全髋关节置换术。所以，这种手术更适合高龄股骨颈骨折患者。

13. 股骨颈骨折行人工股骨头置换术的适应证有哪些？

答（1）年龄＞70岁，受伤前生活能够自理，一般情况不是很好，预期生存年限不超过10~15年。

（2）股骨颈骨折复位失败，不能行稳定内固定者。

（3）股骨颈头下型粉碎性骨折，陈旧性股骨颈骨折不愈合，或股骨颈已被吸收而髋仍保持正常者。

（4）不能配合治疗的股骨颈骨折患者，如偏瘫、精神病患者。

14. 人工全髋关节置换术的优、缺点是什么？

答（1）优点：可以达到解除髋部疼痛、改善关节活动度、保持关节稳定、调节双下肢长度的作用。

（2）缺点：手术相对较大，手术时间相对较长，术后并发症相对较多，有一定使用年限。

15. 人工全髋关节置换术的适应证有哪些？

答（1）陈旧性股骨颈骨折，头臼均已磨损并伴有疼痛者。

（2）炎症、结核后髋关节强直，髋关节疼痛、畸形、严重功能障碍。

（3）退行性骨关节炎，多见于 50～60 岁的老人。

（4）类风湿关节炎，疼痛难忍，髋关节活动范围明显减小。

（5）股骨头缺血性坏死导致严重功能障碍。

（6）慢性髋关节脱位。

（7）关节成形术失败。

（8）位于股骨头颈部或髋臼的低度恶性肿瘤。

（9）保守治疗无效或其他手术治疗无效者。

16. 人工髋关节置换术的绝对禁忌证有哪些？

答（1）感染是此类手术的绝对禁忌证。

（2）髋关节周围皮肤缺失。

（3）髋外展肌、股四头肌等肌力不良，腿和足部严重的血管性疾病，神经病变等。

（4）严重的全身性疾病。

（5）各种原因引起的骨组织严重缺损。

（6）高龄并伴有未纠正的内科疾病等。

（7）不能耐受手术者。

17. 人工髋关节置换术对患者来说有年龄限制吗？

答 随着骨科手术技术和麻醉技术的不断提高、髋关节假体的不断进步、快优康复的不断推进，手术患者的年龄由过去的 60~70 岁已经逐步扩宽到 18~100 岁。

18. 人工髋关节置换术的原则是什么？

答 患者是否需要置换人工髋关节要根据每个患者的不同情况来决定，但是有一个核心原则要坚守：髋关节疾患非常严重地折磨着患者的身心健康，已经采取正规的保守治疗，但没有明显的效果。

19. 一个 20 岁左右的患者真的需要做人工髋关节置换术吗？

答 如果医生建议一个 20 岁左右的患者做人工髋关节置换术，说明这个患者的髋部疾患已经到了终末期，对生活和工作都造成了严重影响。这时候没必要再让患者的青春年华被疾病所耽误，咬着牙再拖上几年是非常不明智的。

20. 微创入路适用于所有人工髋关节置换术的患者吗？

答 随着微创理念不断深入人心，很多患者要求采用微创入路进行人工髋关节置换。其实患者不需要盲目追求微创入路，如果因为手术医生对微创入路不熟悉而造成术中骨折或神经损伤等，患者反而得不偿失。另外，微创入路也并不适合较为复杂的情况，因为能回旋的余地相对较小。

21. 人工髋关节置换术前评估的主要内容有哪些？

答（1）评估有无下肢放射痛症状，有无血管性或神经性跛行的情况。

（2）评估脊柱及其他关节有无症状，注意全身受累情况（如类风湿关节炎、强直性脊柱炎及其他血清阴性脊柱关节病等）。

（3）评估内科情况：有无冠心病、植入心脏支架、脑血管疾病、未很好控制的高血压及高血糖、颈动脉斑块、慢性阻塞性肺疾病、睡眠呼吸暂停综合征，以及用药史；有无感冒、咳嗽、发热、腹泻等。

（4）评估既往手术史。

（5）评估皮肤情况：有无破损、过敏、疖、痈等情况。如有这些问题，要得到相应处理后方可手术。

（6）评估女性患者是否处于月经期，如是则暂缓入院或暂时不手术。

（7）评估是否存在小的感染：如牙龈感染、尿道炎、前列腺炎和足癣等。如存在这些问题，要首先治疗，治愈后方能接受手术。

（8）评估有无出血性疾病或易栓症等凝血性疾病。

22. 人工髋关节置换术前健康教育的主要内容包括哪些？

答 （1）入院宣教：包括病房及医院环境、常用设备及用具的使用方法及注意事项，如床头呼叫器、大小便器等器具；主管医生及责任护士的姓名；病房的作息制度、探视时间及垃圾分类等信息。

（2）告知患者养成良好的生活习惯，尤其在住院期间要戒烟、戒酒，规律作息。

（3）疾病相关知识，包括手术的目的、术后能够改善的症状、手术的一般过程、手术要花费的时间、手术的成功率及术后功能锻炼方法等。

（4）术后常见并发症的主要症状及识别方法。嘱患者一旦发现任何不适，应该立即报告护士或医生。

（5）疼痛评估相关知识，告知患者疼痛评分方法及重要意义。

（6）围手术期饮食的相关知识，包括禁食及进食时间。

23. 人工髋关节置换术后护理要点包括哪些？

答（1）观察生命体征，尤其是呼吸情况。

（2）体位护理：尤其要保证双下肢处于外展中立位。

（3）伤口观察：敷料有无渗血、渗液、脱落等。

（4）管路护理：不能受压、弯曲、打折、脱节。

（5）饮食原则：量由少到多，先流食，后逐渐过渡至半流食、普食等。

（6）预防并发症：如脱位、VTE 的预防。

（7）指导患者尽早开始功能锻炼。

24. 人工髋关节置换术后，患者在床上应该采取什么体位？

答（1）随着麻醉技术的进步及快速康复理念的不断更新，术后已经不再严格要求"去枕平卧 6 小时"，而是根据患者的生命体征及一般状况，可以采取或不采取去枕平卧位，并根据患者的需求随时更换体位。但要注意，最初变换体位时动作不要太大，幅度也不要太大。

（2）两腿间放置枕垫，使髋关节处于外展 30° 中立位，患肢穿矫正鞋，防止髋关节内旋、外旋。

（3）侧卧时两腿之间夹一个软枕。

（4）术后 6~8 周内屈髋＜90°，以免脱位。

（5）平卧时抬高患肢。

25. 人工髋关节置换术后如何对患肢进行护理？

答 可以采用望闻问切的方法对患肢进行护理。

（1）望：观察肢体有无肿胀、双下肢皮肤颜色。

（2）闻：听取患者有无肢体不适的主诉。

（3）问：询问患肢的感觉情况，要求患者主动活动踝关节。

（4）切：触摸患者的皮肤温度，检查患者下肢肌力，保持患肢处于外展中立位。

26. 人工髋关节置换术后引流液及引流管的护理要点是什么？

答 （1）随时观察引流液的量、性质及颜色。

（2）如果 2 小时内引流量大于 1000 ml，应报告医生并遵医嘱做相应的处理。

（3）保持伤口引流管通畅，不要打折、受压、脱出，及时记录引流量。

（4）始终保持引流管的位置低于引流管口位置，以防止引流液逆流，并常规更换负压吸引器。

（5）拔除引流管后，密切观察引流管口处有无渗血、渗液。如果过多，要及时报告医生做相应的处理。

27. 人工髋关节置换术后患者饮食方面应该注意什么？

答 （1）手术后当日可吃流质及半流质饮食，如白开水、无气泡或无酒精的饮料、少油的各种汤类、米粥、面片汤、蛋羹、酸奶等。

（2）次日可吃富含高蛋白质、高维生素、低脂肪、易消化的普通饮食，如鱼肉、瘦肉、蛋类、新鲜水果及蔬菜。

（3）没有特殊的忌口食物，但要少吃产气的、不易消化的食物。

（4）每天液体摄入量保持在 2000 ml 左右为最佳状态，可以采取少食多餐的方法。

28. 人工髋关节置换术后的常见并发症有哪些？

答 （1）早期并发症：神经损伤、出血、血肿、疼痛、伤口愈合不良、深静脉血栓形成与肺栓塞、脱位等。

（2）晚期并发症：骨折、感染、关节不稳、假体松动、脱位等。

29. 人工髋关节置换术后发生感染的常见原因有哪些？

答（1）术前皮肤存在感染灶，如毛囊炎、破损等。

（2）体内有潜在感染灶，如牙龈炎、足癣等。

（3）手术操作时间过长。

（4）手术切口渗血、渗液多，且引流不畅或愈合不良。

（5）留置尿管、引流管时间过长或未按常规更换。

（6）各种原因引起的不同部位的压疮。

30. 人工髋关节置换术后感染的预防措施有哪些？

答（1）术前要有效治疗感染灶，如毛囊炎、牙龈炎等。

（2）术后观察手术区域有无血肿、红肿热痛、渗血、渗液等情况。若发现异常，及时报告医生并做相应处理。

（3）更换引流袋时应先夹闭引流管，再更换引流袋。

（4）尽早拔除尿管及引流管。

（5）教育并协助患者尽早下床活动及开展功能锻炼，协助患者定时翻身，防止或减少压疮的发生。

（6）教育、鼓励并指导患者咳嗽、咳痰，防止肺部感染。

（7）如术后体温持续升高，应及早查明原因并给予相应处理。

（8）预防性应用抗生素。

31. 人工髋关节置换术后坐骨神经损伤的临床表现是什么？

答 下肢运动障碍，下肢皮肤、足部的感觉发生变化，如感觉麻木，足趾、足背、小腿外侧感觉缺失，踝关节不能做屈伸等动作，足趾完全不能活动，丧失运动功能等。

32. 人工髋关节置换术后神经损伤的应对措施有哪些？

答（1）为患者进行踝关节被动屈伸活动，防止踝关节僵直。

（2）保持踝关节处于90°功能位，预防足下垂或马蹄足畸形。

（3）指导患者服用营养神经的药物。

（4）注意患肢皮肤护理及保温。

（5）保持与患者的沟通，做好心理护理。

33. 人工髋关节置换术后血肿的应对措施有哪些？

答（1）术前停止使用抗凝血药物。

（2）保持引流管通畅。

（3）告知患者及家属一旦出现血肿并持续性增大，要及时报告医生。

（4）出现血肿时，可以暂时减少或停止康复训练，并给予冰敷消肿等。

34. 人工髋关节置换术后出血量大时的应对措施有哪些？

答（1）减小患者伤口引流的负压。

（2）及时报告医生并做相应处理。

（3）密切观察患者的神志、尿量及生命体征变化。

（4）密切观察并准确记录伤口引流液的量、颜色、性质及伤口渗血情况。

（5）密切监测血常规情况。

（6）采取输血、输液等措施，防止休克的发生。

35. 人工髋关节置换术后患肢肿胀的常见原因有哪些？

答（1）绷带包扎过紧。

（2）持续进展的炎性水肿。

（3）手术引起血管损伤造成出血等。

（4）下肢深静脉血栓形成。

36. 人工髋关节置换术后患肢肿胀的应对措施有哪些？

答（1）明确肿胀的原因。

（2）评估患肢感觉、运动、皮温、血运情况，评估患者有无"6P征"发生。

（3）抬高患肢。

（4）指导患者进行踝关节主动屈伸训练。

（5）应用间歇充气加压装置或足底静脉泵。

（6）给予消肿药物等治疗。

37. 什么是"6P征"？

答"6P"指的是6个英文单词的首字母。这6个单词反映的是肢体处在一种危险的缺血状况，要给予足够的重视。这6个单词是：无脉（pulseless）、苍白（pallor）、疼痛（pain）、肢体发冷（polokiothermia）、感觉障碍（paresthesia）、运动障碍（paralysis）。

38. 人工全髋关节置换术后患肢脱位的常见原因有哪些？

答（1）早期脱位：术后4~5周内发生的脱位称为早期脱位。原因为髋关节周围肌肉、关节囊的力量还没有恢复到正常，而肢体被放置在危险体位。

（2）晚期脱位：较少见，也有少数患者可在术后2~3年发生，常因剧烈活动（如摔倒或剧烈碰撞）引起。

39. 人工髋关节置换术后髋关节脱位的临床表现是什么？

答髋部疼痛，主动活动及被动活动均障碍，下肢异常内旋，出现短缩及弹性固定等畸形，通过影像学检查可以明确诊断。

40. 人工髋关节置换术后预防关节脱位的措施有哪些？

答（1）始终保持患肢处于外展中立位，避免过度地内收、屈髋，抬高患肢 15°～20°，患肢最好穿矫正鞋，双侧下肢之间可放置一个梯形垫，防止患肢外旋、内收。

（2）告知并指导患者术后 8 周内髋关节屈曲不要超过 90°，穿鞋时不要从患肢外侧穿鞋袜，避免过度外旋如过度盘腿的动作。

（3）指导并帮助患者正确翻身，翻身时两腿之间最好也放置梯形垫，健侧肢体在下，患侧肢体在上（图 2-6）。

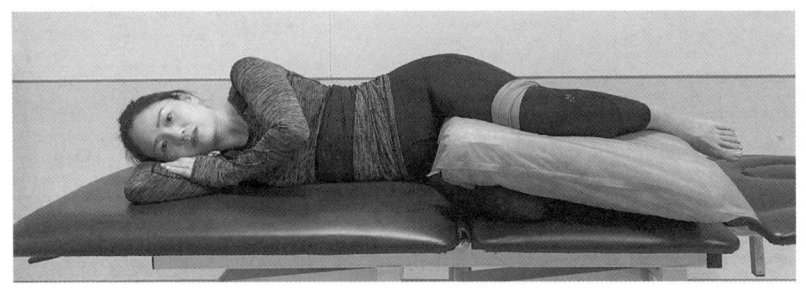

图 2-6　两腿之间可放置梯形垫

（4）指导并帮助患者采取正确坐位。避免坐矮的或软的椅子，坐位时不要翘"二郎腿"；如厕时要选择马桶，不要选择蹲式便器；马桶的高度要高于小腿的高度，以防在如厕时髋关节的屈曲度小于 90°。

（5）告知患者尽量不要在不平整的路面上行走，防止跌倒、摔伤和撞击而发生髋关节脱位。

（6）告知患者避免弯腰提重物。

41. 人工髋关节置换术后不要做哪些动作？

答　告知患者术后不能做以下这些动作，避免置换的髋关节脱位：站立时双脚足尖不要向内呈"八"字（图 2-7a），弯腰时不要超过 90°（图 2-7b），患肢不要翘"二郎腿"（图 2-7c），不要过度弯腰拉被子或穿袜穿鞋（图2-7d），坐位时上身不要过度前屈（图2-7e），不要坐在过低的马桶上（图2-7f）。

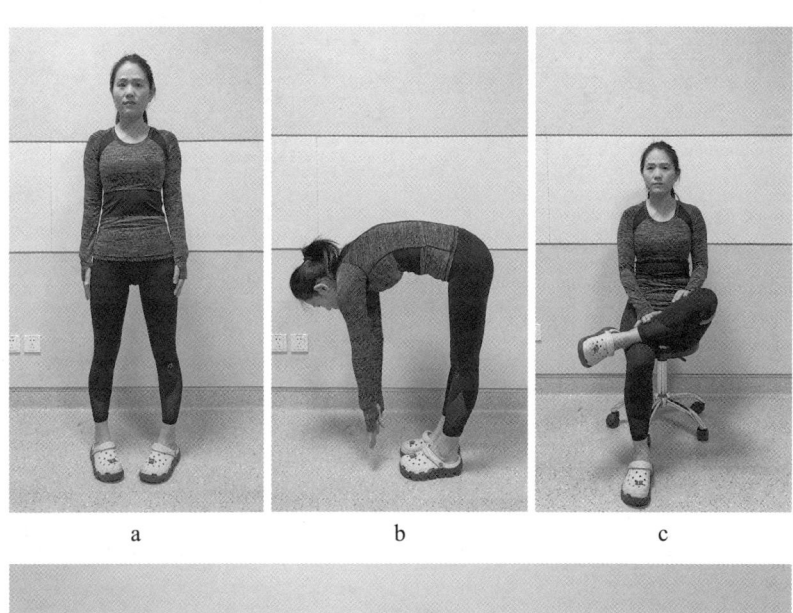

a　　　　　　　　　b　　　　　　　　　c

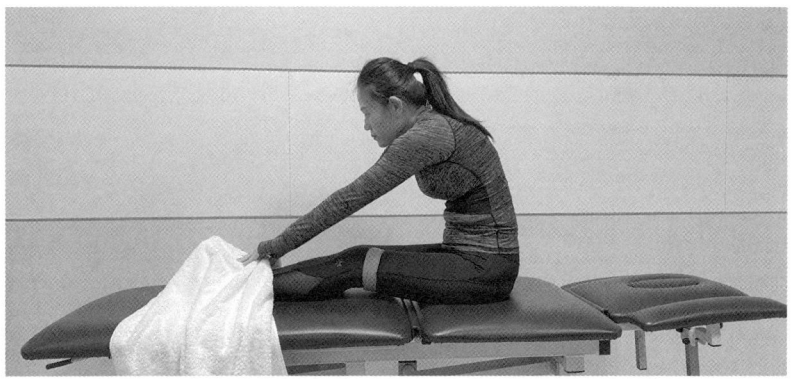

d

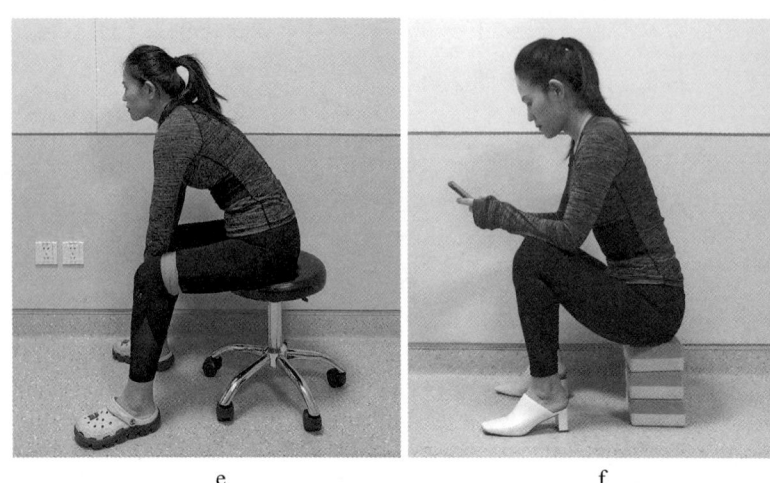

图 2-7　人工髋关节置换术后禁忌动作

42. 人工髋关节置换术后何时复查？

答　一般术后第 2 周拆线，拆线以后的复查时间一般为：术后 6 周、3 个月、半年及 1 年；之后，如果没有特殊情况，最好每 2 年复查一次。还要明确告诉患者，如果有异常变化要随时到医院复查。

第3章
快速康复

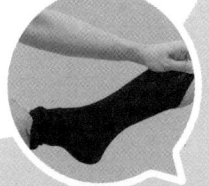

第 1 节

概述

1. 康复的定义是什么？

答 康复指的是综合地、协调地应用各种医学的、教育的、社会的、职业的方法，使病、伤、残者（包括先天残疾）已经丧失的功能尽快地、尽最大可能地得到恢复和重建，使他们在体格上、精神上、社会上和经济上的能力得到尽可能恢复，使他们重新走向生活、走向工作。

2. 快速康复理念的由来是什么？

答 丹麦 Henrik Kehlet 教授在 2001 年提出了快速康复的理念，他率先将这个理念应用于直肠外科。随后，欧美等国家开展了快速康复的深入研究，并将快速康复理念应用于心脏外科冠状动脉搭桥术、骨科、泌尿外科、妇科及普通外科中。快速康复并无明确的概念，也被称为快速外科通道（fast track surgery, FTS）、术后加强康复（enhanced recovery after surgery, ERAS）或快速康复外科（rapid recovery surgery, RRS）等。它的核心理念是优化患者围术期的整个流程，减少患者的手术并发症，降低患者的住院日，降低费用，让患者早日出院。

3. 快速康复的目的是什么？

答 ①缩短平均住院日；②加快周转率；③降低患者费用；④减少患者并发症；⑤提高手术效果；⑥加快患者康复；⑦提高患者满意

度；⑧减少医患纠纷；⑨优化工作流程；⑩让社会满意；⑪让政府满意等。

4. 什么是快速外科通道？

答 快速外科通道（FTS）是指在术前、术中及术后采用各种已证实的有效方法来减少患者手术应激及并发症，加速患者的术后康复。

5. 快速外科通道的五大要点是什么？

答 （1）优化围手术期整个过程的诸多措施。

（2）缓解手术创伤应激反应。

（3）减少术后并发症。

（4）缩短住院时间。

（5）让患者快速康复。

6. 什么是术后加强康复？

答 术后加强康复（ERAS）是指在围手术期采用以循证医学为依据的一系列优化措施，来阻断或减轻机体的应激反应，以达到使患者快速康复、缩短住院时间、减少患者住院费用的目的。

7. 术后加强康复的五大要点是什么？

答 （1）应用围手术期已有循证证据支持的一系列优化处理措施。

（2）减少患者术后生理和心理创伤应激反应。

（3）降低患者术后并发症的发生率及死亡率。

（4）减少医疗费用。

（5）使患者获得快速康复，回归社会。

8. 术后加强康复在围手术期有哪些关注点？

答 关注点主要包括术前、术中以及术后的标准化干预措施。

（1）术前：术前主要关注咨询和培训、禁食要求、深静脉血栓的预防、预防性抗生素的应用以及疼痛管理。

（2）术中：术中主要关注体温控制、手术路径和切口的选择、引流、麻醉方式以及体液控制。

（3）术后：术后主要关注疼痛管理、患者早期活动、静脉补液、营养支持以及肠道反应。

9. 什么是快优康复？

答 快优康复是一整套多学科团队合作的管理模式，需要协调手术医师、麻醉科、手术室、监护室、营养室、内科各科室、护理部、康复科、患者及其家属，甚至病房护工，建立一整套的管理程序。快优康复的理念是由北京积水潭医院矫形骨科在 2012 年首次提出。

10. 快优康复的六个关键环节是什么？

答 制度与流程的优化，全程的患者动态评估，患者健康教育，围手术期及合并症的管理，全员知识培训，功能锻炼及康复。

11. 什么是评估？

答 评估是有计划、有目的、有系统地收集患者资料的过程。根据收集到的资料信息，对评估对象和相关事物做出大概的推断，从而为医疗护理活动提供基本依据。评估是整个医疗护理及康复程序的基础，是整个医疗行为中非常关键的步骤。如果评估不准确，将导致医疗、护理及康复诊断和计划的错误以及预期目标失败。因此，评估也是快速康复的重要组成部分。

12. 评估的目的是什么？

答（1）为分析、判断和正确地做出医疗诊断、护理诊断及康复诊断提供依据。

（2）收集患者健康状况的基本资料。

（3）为患者制订准确及高效的医疗、护理和康复方案。

（4）为医疗、护理、康复和科研积累资料。

13. 评估的基本内容包括哪些？

（1）收集的资料应该与医疗、护理和康复相关。

（2）以人的基本需要层次论的理论观点为基础收集资料。

（3）基本内容包括生理、心理、社会、文化、精神等方面的内容。

14. 评估的主要方法有哪些？

（1）系统观察法：通过望、闻、问、切、量等方法来获取患者的资料。

（2）倾听：通过倾听患者、家属、朋友或其他相关人员的诉说及主诉，获取医疗、护理和康复所需要的信息。

（3）问诊：通过询问患者的既往疾病史、用药史、生活习惯、文化背景及身体基本状况等情况来获取医疗、护理和康复所需要的信息。

（4）查体：运用体检技巧对患者进行体格检查，以收集与医疗、护理和康复相关的资料，如肌力、体位、关节活动度、疼痛情况和感觉情况等。

（5）查阅：通过查阅患者以往的病历、护理记录等来获取相关信息。

15. 评估的意义是什么？

通过对患者进行全面、专业的评估，可以较为全面地掌握患者的基本现状，了解患者对医疗、护理和康复的需求，进一步制订符合患者需求的医疗、护理及康复计划,并实施到整个医疗过程中,可以有效降低医疗风险,减少医患纠纷,提高患者的满意度。

16. 评估的主要时间节点有哪些?

答 主要节点有患者入院前、入院后、手术前、手术中、手术后、出院前;另外,当患者病情发生重要变化时,如输血前后、入出重症监护病房(ICU)前后等也是重要的评估节点。

17. 什么是健康教育?

答 健康教育是指通过有计划、有组织、有系统、有目的、多种多样的教育活动,使患者自觉地采纳有益于健康的行为和生活方式,消除或减轻影响健康的危险因素,预防疾病,促进健康,提高生活质量,并对教育效果做出评价,是快速康复的重要组成部分。

18. 健康教育的目的有哪些?

答 (1)提高患者依从性:通过对患者及其家属进行健康教育,可使其掌握必要的疾病相关知识,正确认识疾病,更好地配合治疗,从而提高治疗依从性。

(2)心理治疗:可以消除或缓解患者及其家属因对疾病不了解而产生的恐惧、焦虑等情绪反应,增强战胜疾病的信心。

(3)密切医患关系:不仅能使患者及其家属愿意接受治疗,还可以使其了解治疗的全过程,增进理解,减少医疗纠纷。

(4)降低医疗成本:使患者及其家属了解疾病防治及康复的基本知识,减少住院天数,降低医疗成本,提高医疗设施的利用率。

19. 住院患者健康教育的核心是什么?

答 通过对疾病知识的传播和行为干预,教育患者及其家属树立健康意识,养成良好的行为和生活方式,积极配合治疗,以降低或消除影响健康的危险因素。

20. 住院患者的健康教育一般包括哪些内容？

（1）入院健康教育：对新入院患者或其家属进行的健康教育。

（2）病房健康教育：患者住院期间进行的健康教育。

（3）出院健康教育：指患者病情稳定或康复出院时所进行的健康教育。

（4）出院后健康教育：是出院健康教育的延伸，旨在加强患者出院后自我管理能力和水平。

21. 入院健康教育的主要内容有哪些？

答 主要内容是介绍医院的相关规章制度、病房及医院环境、医疗团队的情况、安全注意事项等。通常由护士承担，采用口头教育或宣传资料等形式，旨在使患者和陪护人员尽快熟悉住院环境，稳定情绪，遵守住院制度，参与医疗活动。

22. 病房健康教育的主要内容有哪些？

答 医护人员及康复师根据各自的工作特点，针对患者病情和需求，对患者、家属、相关人员进行较为系统和深入的教育，主要内容包括疾病相关知识、治疗方法、用药知识、手术方法、手术效果、相关并发症、功能锻炼的重要性等。

23. 出院健康教育的主要内容有哪些？

答 这一阶段健康教育的主要内容是介绍已经取得的治疗效果、病情现状，帮助患者规划饮食、起居、活动方式、功能锻炼、用药方法等，还要注重合并症的预防，如髋膝关节手术后血栓的预防、疼痛管理、感染的预防等。

24. 出院后健康教育的主要内容有哪些？

答 出院后健康教育是一个连续追踪的过程，医生、护理人员、康复师通过电话、微信、调查问卷、教育手册等形式对患者进行健康教育。主要针对患者出院后的病情状况和需求，动态调整治疗方案及康复方案，给予患者健康咨询和健康指导，减少合并症的发生，使患者早日恢复生活自理能力，早日回归社会。

第 2 节

骨科患者静脉血栓栓塞症的预防与管理

1. 什么是静脉血栓栓塞症?

答 静脉血栓栓塞症(venous thromboembolism, VTE)是包括深静脉血栓形成(deep venous thrombosis, DVT)和肺血栓栓塞症(pulmonary thromboembolism, PTE)在内的一组血栓栓塞性疾病,是遗传、环境及行为等多种危险因素共同作用所致的全身性疾病。

2. 静脉血栓栓塞症的发病机制有哪些?

答 血流缓慢,静脉壁损伤,血液高凝状态。

3. 什么是深静脉血栓形成?

答 是指血液在深静脉内异常凝结所致的一种静脉回流障碍性疾病。

4. 什么是肺血栓栓塞症?

答 是指来自静脉系统或右心的血栓阻塞肺动脉或其分支所致的肺功能循环障碍性疾病。

5. 下肢深静脉血栓栓塞症的临床表现有哪些?

答 (1)患肢肿胀。
(2)疼痛、压痛和发热。
(3)浅静脉曲张。
(4)股白肿、股青肿。

6. 什么是股白肿？

答 当下肢深静脉急性栓塞时，下肢水肿在数小时内达到最高峰，肿胀呈可凹性及高张力，阻塞主要发生在股静脉系统内。当合并感染时，动脉持续痉挛，可见全肢体肿胀、皮肤苍白及皮下网状的小静脉扩张，称为股白肿。

7. 什么是股青肿？

答 当深静脉血栓形成广泛累及肌肉静脉丛时，由于髂股静脉及其侧支全部被血栓阻塞，组织张力极度增高，致使下肢动脉痉挛，肢体缺血甚至坏死。临床表现为疼痛剧烈，患肢皮肤发亮，伴有水疱或血疱，皮肤呈青紫色，皮温冷，足背动脉、胫后动脉搏动不能扪及，称为股青肿。

8. 下肢深静脉血栓可分为哪几种类型？

答 根据血栓在血管的位置，下肢深静脉血栓可分为周围型、中心型和混合型。

9. 肺栓塞的主要临床表现有哪些？

答 肺栓塞（pulmonary embolism, PE）的临床症状多种多样，缺乏特异性，主要临床症状包括呼吸困难、胸痛、咳嗽、咯血等。

10. 什么是血栓后综合征？

答 血栓后综合征（postthrombotic syndrome, PTS）是深静脉血栓形成后，如果早期得不到及时治疗，到后期，静脉内血栓机化，静脉壁粘连，静脉血液回流受阻，加之静脉瓣膜被破坏，静脉血液逆流，导致静脉高压，肢体长期处于淤血状态所引起的肿胀、疼痛、皮肤色素沉着甚至皮肤难愈性溃疡等一系列综合征。

11. 血栓后综合征的主要临床表现有哪些？

答（1）患侧肢体沉重（站立、行走后加重）。

（2）皮肤硬化、色素沉着、静脉曲张（休息、躺卧或肢体抬高可减轻）。

（3）下垂性发绀甚至皮肤溃疡。

12. 什么是 Caprini 个体化静脉血栓风险评估模型？

答 由美国 Caprini 医生于 1988 年创立。通过记录与静脉血栓风险相关的各种因素并进行评分，将住院患者分为低危、中危、高危和极高危 4 个级别。根据患者的静脉血栓风险级别，制订个体化的静脉血栓预防管理方案。

13. 下肢深静脉血栓栓塞症有哪些辅助检查？

答 包括血浆 D-二聚体、彩色多普勒超声、螺旋 CT 静脉成像、磁共振静脉成像、下肢静脉造影、放射性核素检查等。

14. 骨科大手术围手术期血栓形成的高发期是什么时候？

答 手术当日及术后 24 小时。

15. 静脉血栓栓塞症的基本预防措施有哪些？

答（1）对患者进行预防静脉血栓栓塞症相关知识的健康教育。

（2）改善生活方式：戒烟、戒酒，控制体重、血压、血糖和血脂，平衡膳食，保证液体摄入量，定时体检，按时服药。

（3）有创操作应轻巧，避免静脉内膜损伤。

（4）规范下肢止血带的应用。

（5）术后抬高患肢，防止深静脉回流障碍。

（6）勤翻身，早期功能锻炼，多做深呼吸和咳嗽动作。

（7）术中和术后按需求补液，避免脱水而增加血液黏度。

（8）术后尽可能早期下床活动，促使小腿肌肉活动，增加下肢静脉回流。

16. 静脉血栓栓塞症的物理预防措施有哪些？

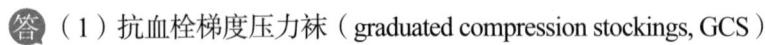（1）抗血栓梯度压力袜（graduated compression stockings, GCS）。

（2）间歇性充气加压装置（intermittent pneumatic compression, IPC）。

（3）动静脉脉冲系统（足底静脉泵，intermittent pneumatic plantar stimulation, IPPS）。

（4）神经肌肉刺激器等。

17. 哪些情况禁止采用物理预防措施？

（1）充血性心力衰竭、肺水肿或下肢水肿。

（2）下肢深静脉血栓栓塞症、血栓（性）静脉炎或肺栓塞。

（3）间歇性充气加压装置和梯度压力袜不适用于下肢局部情况异常（如皮炎、坏疽、近期接受皮肤移植手术）、严重下肢动脉硬化、糖尿病性周围神经病及其他缺血性血管病、下肢严重畸形等。

18. 抗血栓梯度压力袜的预防原理是什么？

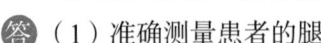（1）包裹下肢形成压力，减少静脉的横截面积，从而增加血流速度，消除静脉瘀滞。

（2）使肢体远端压力高于肢体近端压力，形成梯度压力，加快血流速度。

（3）增加小腿肌肉泵的作用，促进静脉瓣膜功能，减少静脉瘀滞。

19. 如何选择抗血栓梯度压力袜？

（1）准确测量患者的腿长和大腿及小腿的腿围。

（2）根据测量值选择不同大小型号的弹力袜。

20. 正确穿着抗血栓梯度压力袜的步骤是什么?

答 具体步骤参见图 3-1。

（1）把袜子里面翻过来，一只手伸进袜筒，捏住袜头内 2 寸的部位，另一只手把袜筒翻至袜跟。

（2）用捏住袜头的一只手握住患者脚尖，另一只手抓住袜筒。

（3）用抓住袜筒的一只手用力将袜筒拉向小腿部。

（4）将袜筒沿着腿部向上拉过膝盖，随后将袜子展顺、抚平即可。

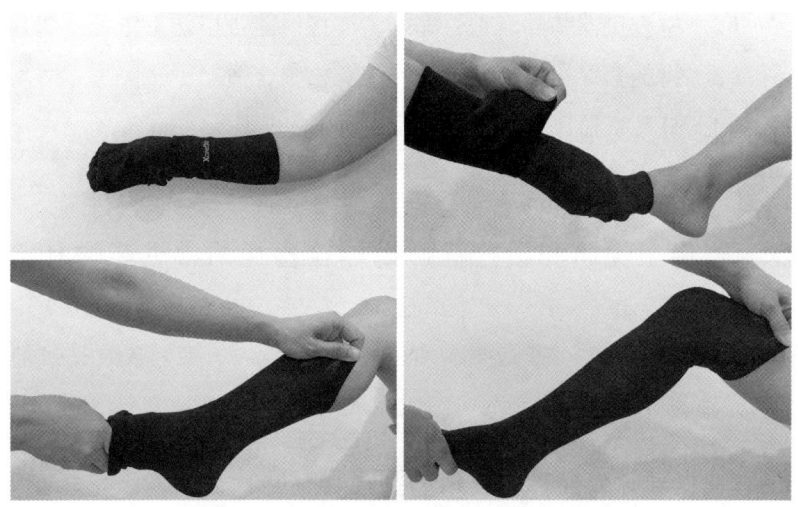

图 3-1 穿着抗血栓梯度压力袜的步骤

21. 抗血栓梯度压力袜日常清洗维护时需要注意什么?

答 （1）避免指甲等尖锐的物体将袜子划破或发生勾丝现象，一旦出现，需要更换。

（2）用弱酸的洗衣液清洗。

（3）洗涤时水温勿超过 40 ℃。

（4）勿在太阳光下暴晒。

22. 间歇性充气加压装置的预防原理是什么？

答 （1）加速下肢静脉血流速度，改善静脉淤血状态，促使淤血静脉排空。

（2）增强血液系统的纤维蛋白溶解活性，抑制促凝血物质的激活，改变血液的高凝状态。

23. 间歇性充气加压装置的主要操作步骤是什么？

答 （1）向患者解释，取得配合，并根据患者的情况选择大小型号合适的腿套装置。

（2）检查机器和腿套是否完好，连接后能否正常工作。

（3）将腿套穿在患者的下肢，注意松紧合适。

（4）打开机器，观察是否正常工作。

（5）告知患者注意事项。

24. 临床上预防和治疗静脉血栓栓塞症的常见药物有哪几种？

答 普通肝素、低分子肝素（速碧林、克赛等）、维生素K拮抗剂（华法林）、Xa因子抑制剂（利伐沙班）。

25. 发生静脉血栓栓塞症后的治疗目标是什么？

答 （1）预防致死性肺栓塞。

（2）预防血栓复发。

（3）预防血栓后综合征。

26. 下肢深静脉血栓栓塞症急性期（≤14天）的治疗方案是什么？

答 （1）《深静脉血栓形成的诊断和治疗指南（第2版）》（以下简称"指南"）建议使用维生素K拮抗剂联合低分子肝素或普通肝素。

在国际标准化比值（international normalized ratio, INR）达标且稳定 24 小时后，停用低分子肝素或普通肝素。

（2）也可以选用直接（或间接）Xa 因子抑制剂。

27. 因手术导致静脉血栓栓塞症时，治疗方案是什么？

答 因手术导致静脉血栓栓塞症时，指南建议规范使用维生素 K 拮抗剂 3 个月。

28. 对于危险因素不明的静脉血栓栓塞症，长期治疗方案是什么？

答 指南建议使用维生素 K 拮抗剂 3~6 个月甚至更长时间。

29. 下肢深静脉血栓栓塞症慢性期（>30 天）的治疗方案是什么？

答 指南建议服用静脉血管活性药物（黄酮类、七叶皂甙类等），并长期使用梯度压力袜。

30. 普通肝素的特点及观察要点有哪些？

答 （1）价格便宜。

（2）个体差异性大，需监测活化部分凝血活酶时间（activated partial thromboplastin time, APTT）。

（3）长期应用可能会导致骨质疏松。

31. 低分子量肝素的特点及观察要点有哪些？

答 （1）无须常规监测，生物利用度接近 90%。

（2）严重出血并发症较少，较安全。

（3）需要注意患者肾功能情况。

32. 应用低分子量肝素抗凝治疗时如何选择注射部位？

答 （1）患者取仰卧位，双腿屈曲，嘱患者放松。

（2）避开脐周 5 cm 以内的静脉丛，在前外侧或后外侧腹壁的皮下组织内，左右交替注射，每次注射点间距大于 2 cm。

（3）禁止在任何有损伤、硬结和瘢痕的部位注射。

33. 应用低分子量肝素抗凝治疗有什么特殊注意点？

答 （1）注射时轻轻捏起皮肤，形成皱褶。

（2）垂直进针，针头全部插入注射者用拇指和食指捏起的皱褶内，不是水平插入。

（3）回抽注射针栓，没有回血后缓慢注射。

（4）注射完毕后再松开皱褶，用棉球压迫注射部位。

34. 目前临床上常用的预充式抗凝药有哪些？

答 速碧林（低分子肝素钙注射液）、克赛（依诺肝素钠注射液）、安卓（磺达肝癸钠注射液）。

35. 预充式抗凝药的正确注射途径及方法是什么？

答 （1）深层皮下注射，禁止肌内注射。

（2）为了避免药物丢失，注射之前不需排出注射器内的气泡，针头向下、空气弹至药液上方即可。

（3）注射时，针应垂直、完全插入注射者用拇指和食指捏起的皮肤皱褶内。

36. 维生素 K 拮抗剂的特点及观察要点有哪些？

答 （1）为口服制剂，价格低，疗效肯定。

（2）需常规监测 INR 值，此值易受食物影响，要注意排除。

37. 服用维生素K拮抗剂的患者饮食需要注意什么？

答 （1）避免突然摄入大量含维生素K的食物，会影响华法林的药物功效。

（2）含维生素K高的食物包括：①绿叶蔬菜（如菠菜、生菜）；②其他蔬菜（如芥蓝、甘蓝、葱）；③豆类及其他食物（如紫菜、动物肝脏）。

38. 出血是抗凝治疗的主要并发症，常见的出血部位有哪些？

答 颅内出血、牙龈出血、皮下出血、消化道出血、结膜出血等。

39. 临床上各类抗凝药过量的拮抗方法分别是什么？

答 （1）普通肝素过量：鱼精蛋白。

（2）低分子肝素过量：冰冻血浆，次选鱼精蛋白。

（3）华法林过量：维生素K。

40. 什么是溶栓治疗？

答 利用溶栓药物激活体内纤溶酶原，使其变成有活性的纤溶酶，促进血栓溶解，达到清除新鲜血栓的一种治疗方法。

41. 溶栓治疗的常用药物有哪些？

答 链激酶（SK）、组织型纤溶酶原活化剂及最为常用的尿激酶（UK）。

42. 溶栓治疗的适应证有哪些？

答 适用于广泛近端深静脉血栓形成（髂、股静脉血栓形成）的患者，生理功能良好，症状出现<14天，预期寿命>1年，出血风险小。

43. 溶栓治疗的禁忌证有哪些？

答 溶栓治疗期间应避免任何对血管有损伤的操作，对有下列情况的患者禁忌采用溶栓治疗：

（1）体内有活动性出血者。

（2）2个月内有过脑卒中或颅内有病灶者。

（3）2周内接受过大手术、器官活检术或发生过较大创伤者。

（4）围产期妇女。

（5）有消化道溃疡或有消化道出血史者（不包括痔疮）。

（6）严重肝、肾功能不全者。

（7）未得到控制的高血压患者。

（8）左心有附壁血栓的患者。

（9）亚急性心内膜炎患者等。对妊娠妇女、房颤患者、近期接受过心肺复苏者、糖尿病视网膜病变患者、近期接受过小手术以及有轻度肝肾功能不全患者，应慎用溶栓治疗。

44. 溶栓治疗的护理观察要点有哪些？

答 （1）监测血浆纤维蛋白原（Fg）和凝血酶时间（TT），Fg<1.0 g/L 应停药，TT 的 INR 应控制在 2.0~3.0。

（2）观察患者是否有皮下出血等情况，还需观察患者神志等情况，警惕颅内等深部组织出血。

45. 静脉血栓栓塞症患者的病情观察要点有哪些？

答 （1）患肢肿胀、疼痛、血液循环等状况。

（2）抗凝药的副作用，如出血等。

46. 观察下肢肿胀情况时应该如何测量腿围？

答 测量双侧大腿腿围（髌骨上 10 cm 处的周径）和小腿腿围（胫

骨结节下 10 cm 处的周径）。

47. 静脉血栓栓塞症患者的出院健康教育重点是什么？

答（1）教会患者识别深静脉血栓形成的早期症状。

（2）教会患者抗血栓梯度压力袜的正确穿脱方法。

（3）教会患者抗血栓梯度压力袜的维护要点，包括每日清洗、观察皮肤、定时观察压力袜是否下滑等。

（4）教会患者正确服药的方法。

（5）教会患者识别出血的症状。

（6）给予患者饮食指导，鼓励吃低脂肪、高纤维素的食物。

（7）指导患者适当运动，加强日常锻炼，促进静脉回流，以预防血栓形成。

（8）告知患者避免久坐及长距离的行走，当患肢肿胀不适时及时卧床休息，并抬高患肢高于心脏水平 20~30 cm。

（9）告知患者定期门诊复查，如有不适，随时就诊。

第 3 节

骨科患者的疼痛管理

一、骨科疼痛管理相关知识

1. 疼痛的定义是什么？

答 世界卫生组织（1979 年）和国际疼痛研究协会（1986 年）将疼痛定义为：组织损伤或潜在组织损伤引起的不愉快感觉和情感体验。

2. 疼痛可以分为哪几类？

答 （1）按病理学分类，分为浅表痛、深部痛、神经性疼痛和心因性疼痛。

（2）按神经学分类，分为周围神经痛和中枢神经痛。

（3）按疼痛的病程分类，分为短暂性疼痛、急性疼痛和慢性疼痛。

3. 如何区分急性疼痛与慢性疼痛？

答 急性疼痛是指新近产生并可能短期存在（3 个月以内）的疼痛，持续 3 个月以上的疼痛即为慢性疼痛。

4. 骨科患者的疼痛有何特点？

答 （1）骨科患者普遍存在疼痛。

（2）疼痛程度与创伤和治疗有明显的关系。

（3）如果是创伤造成的疼痛，疼痛的发生非常突然，对心理的影响巨大，可直接影响患者对治疗、康复锻炼甚至手术的态度。

（4）如果是骨科慢性疾病造成的疼痛，多为慢性疼痛，疼痛持续存在。

（5）疼痛与康复锻炼相互制约。

5. 疼痛管理的定义是什么？

答 疼痛管理指的是通过医疗服务来缓解或减轻疼痛的过程，是医疗保健服务中极其重要的一部分。

6. 目前的疼痛领域发生了哪些转变？

答 目前的疼痛研究发生了两大转变，一是由之前的疼痛控制模式转变为目前世界公认的疼痛管理模式，二是疼痛管理专业的组成人员由以麻醉医师为主体转变为以护士为主体。

7. 为什么以护士为主体的疼痛管理模式被认为最佳且最经济？

答（1）护士是诊疗队伍中与患者接触最密切、了解最多的人。

（2）护士除了执行医嘱、按时给予镇痛药物外，还能在自己权限范围内为患者使用非药物的一般疼痛管理措施，如沟通、改变体位、抚触、指导患者深呼吸等。

（3）护士负责患者及其家属的健康教育，随时帮助他们解决一些疼痛相关问题，排除心理疑虑，使他们对疼痛有正确的认识，能够及时正确地报告疼痛，并采取力所能及的疼痛管理措施。

8. 护士在疼痛管理中的角色是什么？

答（1）疼痛管理团队的主体。

（2）疼痛的主要评估者。

（3）疼痛管理措施的具体落实者。

（4）患者及家属的教育者和指导者。

（5）患者权益的维护者。

（6）疼痛的质量管理者。

9. 疼痛管理的目的有哪些？

（1）缓解疼痛甚至解除疼痛。

（2）减少药物的不良反应。

（3）改善功能。

（4）提高患者的舒适度。

（5）缩短患者的住院周期。

（6）使患者尽快康复。

（7）提高患者的生活质量。

10. 疼痛管理的原则有哪些？

（1）重视疼痛管理制度的建设，制定规范化的疼痛管理流程。

（2）重视健康教育。

（3）选择合理的评估方法，及时评估与定时评估相结合。

（4）尽早管理疼痛。

（5）提倡综合疼痛管理。

（6）提倡多模式镇痛。

（7）注重个体化镇痛。

（8）注重持续改进。

11. 疼痛管理有哪些组成部分？

（1）全面的疼痛管理制度。

（2）规范的疼痛管理流程。

（3）完善的疼痛评估体系。

（4）个体化的疼痛管理方案。

（5）系统的疼痛管理培训。

（6）疼痛管理质量的监督与反馈。

（7）疼痛管理的持续改进。

（8）疼痛管理团队的高效合作。

12. 骨科疼痛管理流程主要包括哪些？

答 中华医学会骨科学分会对于疼痛管理流程的建议是：

（1）评估病史、体格检查等。

（2）制订疼痛管理方案。

（3）实施疼痛管理方案。

（4）分析疼痛管理效果和药物不良反应。

（5）必要时修改疼痛管理方案。

（6）健康教育及反复评估。

13. JCI 疼痛管理标准总则包括哪些？

答 国际医疗机构认证联合委员会（Joint Commission International，JCI）疼痛管理标准总则包括：

（1）疼痛筛查和疼痛评估的对象为住院患者和急诊患者。

（2）医生与护士协作对患者进行疼痛评估。进行疼痛评估的护士应为注册护士。处理疼痛的医生应为执业注册医生。

（3）疼痛筛查和疼痛评估时主要使用"疼痛数字分级法"和"Wong-Baker 面部表情疼痛量表法"。

（4）医生根据疼痛评估的结果和患者情况，决定不同的疼痛治疗措施。

（5）医生或护士对疼痛治疗的患者进行定时评估，及时调整疼痛管理方案。

（6）经疼痛治疗仍无法控制的，应向疼痛专家请求会诊。

（7）将疼痛筛查和疼痛评估的结果以及疼痛治疗的措施和结果等记录在病史中。

（8）在疼痛治疗前，医生应与患者及家属进行充分沟通。在制订疼痛管理方案时充分考虑患者和家属的要求及其风俗文化和宗教信仰等情况。

（9）医生对患者及家属进行有效疼痛管理的健康教育，使患者及家属配合并参与疼痛治疗过程。

（10）临床医生及护士应学习和更新疼痛的相关知识及诊疗常规，以适应临床工作需要。

二、疼痛评估

14. 与疼痛评估相关的人文因素有哪些？

答 个人经历、民族、文化价值观、信仰、情感特征、发育特征及疼痛经历。

15. 发育特征如何影响疼痛评估？

答 人们在孩童时代就已经学会在疼痛时做出不同的表现。年龄可以直接影响患者疼痛反应的方式；老化会影响到整个机体，导致疼痛的退行性病变，神经生理学相对正常的老年人可能有更高的疼痛阈值，对疼痛感觉刺激的感知降低，从而使受伤如骨折等的风险增加。

16. 疼痛经历如何影响疼痛评估？

答 有研究表明，疼痛经历会增加患者对疼痛的敏感性，降低患者对于疼痛的耐受程度。例如，一个小孩会记得在医院注射室注射时感受到的疼痛，以后每当他来到医院的注射室看到相关的情景时，就会表现出害怕甚至哭闹。

17. 疼痛评估的原则是什么？

答 疼痛是一种主观感受，只有遭受疼痛的个体才会体会到疼痛的程度，所以患者自我报告的疼痛相关信息是最准确和最可靠的。因此，疼痛评估的原则是要尊重患者的主诉。疼痛评估贯穿于疼痛管理的整个过程中，直到患者的疼痛评分<4分。

18. 疼痛评估的要点有哪些？

答 对患者进行疼痛评估时，主要关注的要点包括：疼痛的部位在哪里，患者自己对疼痛的描述是什么，疼痛的强度是多少，疼痛持续的时间有多久，有没有加重或缓解的因素，还有没有其他相关因素。

19. 如何确认患者疼痛的部位？

答（1）可能的情况下，让患者指出自己疼痛的位置。

（2）可以为患者提供一张人体图片，让患者在图中画出疼痛的位置。

（3）询问患者疼痛是否辐射到周围；如果是，则让患者指出疼痛辐射的范围及位置。

20. 如何让患者准确描述自己的疼痛情况？

答（1）鼓励患者用自己的语言来描述疼痛。

（2）为患者提供一些疼痛描述词汇，方便不能描述自身疼痛的患者进行疼痛描述。

（3）通过识别和记录患者的某些描述词，例如灼烧样、枪击样、电击样、麻木感、麻刺感，来评估患者是否存在神经性疼痛。

21. 如何让患者准确描述自己的疼痛强度?

答（1）针对不同的个体，运用不同的评估工具来评估其疼痛强度。

（2）对于可自述疼痛程度的患者，可使用疼痛数字分级法。

（3）使用同一种疼痛评估工具对同一个体进行全程评估，包括目前的疼痛程度、最轻的疼痛程度和最重的疼痛程度。

22. 如何确认患者疼痛持续的时间?

答（1）询问患者疼痛开始的时间和结束的时间。

（2）确认疼痛持续的时间。

（3）识别什么时候疼痛加重。

（4）识别什么时候疼痛缓解。

23. 如何确认使患者疼痛加重或缓解的因素?

答（1）询问患者使其疼痛加重或缓解的原因是什么。

（2）询问患者服用何种药物和采用何种治疗方法能够缓解疼痛。

（3）询问患者已经采用过哪些疗法，如音乐疗法、抚触疗法、改变体位或服用某种药物等。

24. 如何让患者确认与疼痛相关的因素?

答（1）询问患者是否有因疼痛而恶心或是呕吐的经历。

（2）询问患者是否有便秘。

（3）确认患者是否安静、精神错乱、混乱或压抑。

（4）询问患者是否有睡眠困难。

25. 决定疼痛评估频率的因素是什么?

答（1）患者的疼痛程度。

（2）患者的需要和对疼痛治疗的反应。

（3）患者应用镇痛药物的情况。

（4）患者有无出现镇痛药物的不良反应。

26. 在首次为患者进行疼痛评估时应了解哪些问题？

答 （1）患者在入院以前已经使用过的疼痛管理方法是什么，分清楚哪些方法是有效的，哪些方法是无效的。

（2）患者对应用各种镇痛药物的态度，有无滥用药物的既往史。

（3）患者应对压力和疼痛时的反应，是否患有精神方面的疾病，如抑郁、焦虑等。

（4）患者及家属对疼痛管理的期望值是什么。

（5）患者如何描述、报告疼痛以及疼痛的表现方式是什么。

（6）患者关于疼痛管理有哪些希望或偏好。

27. 应用疼痛评估工具的目的是什么？

答 目的是将疼痛评估的结果尽可能地量化，根据量化结果采取不同的疼痛管理措施，并有利于镇痛前后疼痛情况的比较。

28. 急性疼痛的管理目标是什么？

答 急性疼痛管理的目标是缓解疼痛或者将疼痛降低到患者能够接受的水平。具体目标为：

（1）疼痛评分≤4分。

（2）24小时内应用镇痛药的频率≤3次。

（3）24小时内疼痛评估的频率≤3次。

29. 急性疼痛评估工具的特点有哪些？

答 （1）工具简单，容易使用。

（2）能快速进行评估和再评估。

（3）评估内容容易记录。

（4）不同文化及语言的患者都容易理解。

30. 常用的急性疼痛评估工具有哪些？

答 （1）数字分级法。

（2）口述分级评分法。

（3）视觉模拟评分法。

（4）Wong-baker 面部表情疼痛量表。

31. 什么是疼痛数字分级法？

答 疼痛数字分级法（numeric rating scale, NRS）是用 0~10 分的数字表示疼痛强度的疼痛评估方法。其中 0 分为无痛，1~3 分为轻度疼痛（疼痛尚不影响睡眠），4~6 分为中度疼痛，7~9 分为重度疼痛（不能入睡或睡眠中痛醒），10 分为剧痛（图 3-2）。此方法目前在临床上较为通用。

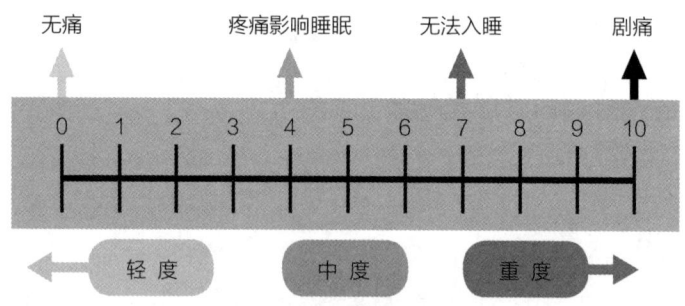

图 3-2 疼痛数字分级法

32. 什么是口述分级评分法？

答 口述分级评分法（verbal rating scales, VRS）由一系列描述疼痛的形容词组成，最轻度疼痛的描述被评为 0 分，以后每级增加 1

分。该方法适用于临床简单地评估疼痛，也适用于观察疼痛管理的效果（表3-1）。

表3-1　口述分级评分法

分级	疼痛程度	描述
0级	无痛	无疼痛
Ⅰ级	轻度	有疼痛但可以忍受，生活正常，可以正常睡眠
Ⅱ级	中度	疼痛明显，不能忍受，要求服用镇痛药物，睡眠受到影响
Ⅲ级	重度	疼痛剧烈，不能忍受，需要服用镇痛药物，睡眠受到严重影响，可伴有自主神经紊乱或被动体位

33. 什么是视觉模拟评分法？

答 视觉模拟评分法（visual analogue scales, VAS）的基本方法是：画一条10 cm长的直线，一端为0，表示"无痛"；另一端为10，表示"最痛"；中间部分则由患者根据自己疼痛的程度，在上面标记出最能代表其强度的点并标记，以表示不同程度的疼痛。

34. 视觉模拟评分法的局限性是什么？

答（1）不能用于精神错乱或服用镇静剂的患者，适用于视觉和运动功能基本正常的患者。

（2）受患者主观感受和个体差异的影响，不同患者对同一疼痛程度的描述可能存在差异，从而影响评估结果的准确性和一致性。

（3）需要由患者自己评估，但最后由医生或护士确认。

35. 什么是 Wong-Baker 面部表情疼痛量表？

答 Wong-Baker 面部表情疼痛量表（Wong-Baker faces pain scale, FPS）是通过医生或护士观察患者的行为改变，用 6 个不同的面部表情来代表疼痛的不同程度，如图 3-3 所示，从微笑到悲伤直至哭泣，每一个图片代表不同的疼痛程度，图片下方的数字代表疼痛的评分，医生或护士通过选定不同的图片，来确认患者疼痛的程度。此种方法比较直观，易于理解，特别适用于有语言障碍、文化程度较低及儿童和老年患者。

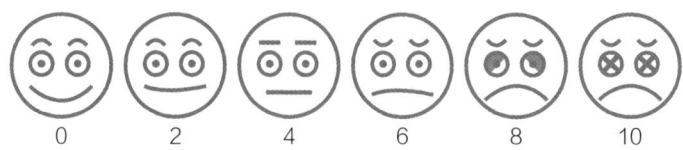

图 3-3　Wong-Baker 面部表情疼痛量表

36. 对患者慢性持续性疼痛的评估工具有何要求？

答 要求该工具除了评估疼痛强度以外，还能评估其他方面，如疼痛的性质、部位、情绪、药物疗效、疼痛对活动和睡眠的影响等。可采用多维度的疼痛量表，如 McGill 疼痛问卷、简明疼痛调查表等。

37. 无法自我报告疼痛的患者主要有哪些人？

答 主要包括婴幼儿及老年痴呆症、危重、意识不清、智力障碍和临终患者。

38. 对无法自我报告疼痛的患者如何进行疼痛评估？

答 此类患者由于认知能力和沟通交流存在障碍，不能正常表达他们的疼痛程度，因此在评估此类患者的疼痛程度时，需要医护人员通过观察患者与疼痛相关的行为和对疼痛管理的反应，给予充分、准确和有意义的分析，并根据疼痛的评价来监测非药物疗法与药物疗法的疗效。

39. 国外常用于无法自我报告疼痛的患者的评估工具有哪些?

答（1）重症监护疼痛观察工具（critical care pain observation tool, CPOT）。

（2）行为疼痛量表（behavioral pain scale, BPS）。

（3）无沟通能力患者疼痛评估工具（non-communicative patient's pain assessment instrument, NOPPAIN）。

（4）晚期老年痴呆症疼痛评估量表（pain assessment in advanced dementia scale, PAINAD）。

（5）痴呆患者疼痛行为动态观察量表（mobilization-observation-behavior-intensity-dementia pain scale, MOBID）。

（6）Doloplus-2量表等。

40. 儿童疼痛的特点有哪些?

答（1）疼痛是儿童普遍经历过的体验。

（2）小儿的神经系统具有可塑性，剧烈的疼痛可造成中枢神经系统的发育迟缓，从而影响智力发育。

（3）反复或强烈的疼痛刺激会导致激素分泌紊乱，进而造成结构和功能的改变，并且有可能持续到成人阶段。

（4）不同年龄段的儿童认知能力、行为方式和情感表达方法均有不同，故疼痛的特点不尽相同。

41. 婴幼儿疼痛评估的常用工具有哪些?

答 Flacc量表、儿童疼痛观察评分（pain observation scale for young

children, POCIS）等。

42. 学龄前儿童疼痛评估的常用工具有哪些？

答 Wong-Baker 面部表情疼痛量表、扑克牌评分法（poker chip scale, PCS）、指间距评分法（finger span scale, FSS）等。

43. 学龄期儿童疼痛评估的常用工具有哪些？

答 疼痛数字分级法（NRS）、小儿视觉模拟评分法（VAS）、口述分级评分法（VRS）、绘画法等。

三、疼痛管理

44. 疼痛管理常用的一般方法有哪些？

答 包括心理护理、抚触、情感支持疗法、松弛疗法、音乐疗法、改变体位、想象疗法、转移注意力、深呼吸等。

45. 疼痛管理常用的中医学方法有哪些？

答 包括内服中药法、外用中药法、针灸疗法、艾灸疗法、耳穴贴压疗法、按摩疗法、熏蒸疗法、走罐疗法等。

46. 疼痛管理常用的物理方法有哪些？

答 包括红外线治疗仪、频谱治疗仪、冷疗法、热疗法、冲击波治疗、神经肌肉刺激疗法、生物反馈疗法等。

47. 疼痛治疗常用的药物有哪些？

答 （1）阿片类：哌替啶等。

（2）非阿片类：曲马多、对乙酰氨基酚。

（3）非甾体抗炎药（NSAIDs）：双氯芬酸钠肠溶片（扶他林

肠溶片）、洛索洛芬钠片（乐松）、氯诺昔康片（可塞风）、塞来昔布胶囊（西乐葆胶囊）。

（4）中枢镇痛药。

（5）复方镇痛药：氨酚羟考酮、去痛片等。

（6）封闭疗法常用的类固醇激素注射液和局部麻醉药，以及镇静药、抗抑郁药、抗焦虑药、肌松药等。

48. 疼痛治疗常用的给药途径有哪些？

答（1）口服给药。

（2）肌内注射给药。

（3）经皮下注射给药。

（4）恒速静脉输液泵。

（5）各种贴剂。

（6）患者自控镇痛（patient-controlled analgesia, PCA）等。

49. 患者自控镇痛的给药途径有哪些？

答（1）静脉 PCA（patient-controlled intravenous analgesia, PCIA）。

（2）硬膜外 PCA（patient-controlled epidural analgesia, PCEA）。

（3）皮下 PCA（patient-controlled subcutaneous analgesia, PCSA）。

（4）外周神经阻滞 PCA（patient-controlled nerve analgesia, PCNA）。

50. 疼痛管理的用药原则是什么？

答 无创给药，按时给药，超前镇痛，按阶梯给药，个性化给药。

51. 镇痛药物常见的不良反应有哪些？

答 包括便秘、恶心、呕吐、呼吸抑制、嗜睡、眩晕、皮肤瘙痒、躯体依赖性等。

52. 镇痛药物引起便秘的应对措施有哪些？

答（1）多饮水，多进食富含纤维素的食物如绿叶菜。

（2）适当加强活动。

（3）以脐部为中心点顺时针按摩腹部。

（4）养成良好的排便习惯，如有便意应立即排便。

（5）对已经发生的便秘，可根据严重程度，遵医嘱采取相应的措施，如服用适当的缓泻药物、使用肛门栓剂等。

53. 镇痛药物引起恶心、呕吐的应对措施有哪些？

答（1）为患者提供安静、舒适、温度及光线适宜的环境。

（2）心理护理。

（3）根据恶心、呕吐的程度，合理采用药物治疗，如维生素B_6、甲氧氯普胺等。

（4）中医治疗，如按摩、针灸、艾灸等。

54. 镇痛药物引起嗜睡的应对措施有哪些？

答（1）注意评估患者嗜睡持续的时间，如持续时间过长，应及时通知医生。

（2）密切观察病情，及时发现造成嗜睡的其他原因并报告医生。

（3）注意保护患者安全，防止患者跌倒及坠床。

（4）注意皮肤护理，防止压疮的发生。

55. 镇痛药物引起眩晕的应对措施有哪些？

答（1）注意保护患者的安全。

（2）评估眩晕的原因及程度。

（3）轻度眩晕时，护士协助患者在原地休息后可缓解。

（4）中重度眩晕时，应及时报告医生，并根据医嘱采取相应的措施，以减轻眩晕的程度。

56. 镇痛药物引起皮肤瘙痒的应对措施有哪些？

答（1）评估皮肤瘙痒发生的原因。

（2）心理护理。

（3）注意皮肤的护理，嘱患者不要搔抓或自行使用外用药物。

（4）嘱患者根据医嘱使用药物。

（5）鼓励患者多饮水。

（6）穿着棉质材料的衣裤，尤其是内衣。

（7）少用各种刺激性强的护肤品，甚至是洗手液。

（8）注意保持室内的温度及湿度，必要时使用加湿器。

57. 镇痛药物引起呼吸抑制的应对措施有哪些？

答（1）定时评估患者。

（2）发生呼吸抑制后，立即给予吸氧，必要时报告医生，根据医嘱予以气管插管，同时给予心电监护，监测生命体征。

（3）配合医生做好抢救工作。

58. 骨科患者关于疼痛的错误观念主要有哪些？

答（1）不能全面认识疼痛的危害和对身体造成的影响。

（2）面对疼痛能忍则忍。

（3）发生疼痛时不能及时报告。

（4）对镇痛药物的认识有偏差，担心会成瘾或对身体造成不良的影响等。

（5）对疼痛管理的方法掌握不够全面。

59. 对骨科患者进行疼痛管理的目标是什么？

（1）患者疼痛评分≤4分。

（2）24小时疼痛的频率≤3次。

（3）24小时内需要镇痛药物的频率≤3次。

（4）减轻患者对手术的恐惧及焦虑情绪。

（5）提高患者对手术质量的整体评价。

（6）使患者尽早开展功能锻炼及康复训练。

（7）减少术后并发症。

（8）提高患者满意度。

（9）减少医患纠纷。

60. 疼痛管理团队一般由哪些人员组成？

疼痛管理团队一般由下列人员组成：护士、医生、临床药师、麻醉师、康复师、心理咨询师、患者、患者的家属或陪伴人员。

61. 对住院患者首次疼痛教育的主要内容有哪些？

（1）讲解疼痛管理的新理念。

（2）适合该患者的疼痛评估方法。

（3）告知患者当出现疼痛或应用镇痛药出现不良反应时，要及时向医护人员汇报，以便及时处理。

62. 术前疼痛教育的主要内容有哪些？

（1）教会患者疼痛管理的一般方法，如音乐疗法、放松疗法、冷疗法、温热疗法、改变体位法、触摸法等。

（2）告知患者超前镇痛法和联合镇痛法的重要性，提高患者的痛阈，提高患者对药物的耐受性，加快药物的起效时间，延长镇痛时间，从而达到满意的镇痛效果。

63. 术后疼痛教育的主要内容有哪些?

答（1）鼓励患者及时报告疼痛的程度,尤其在术后及开展功能锻炼时。

（2）当疼痛评分<4分时,鼓励患者自行采取疼痛管理的一般方法,如音乐疗法、放松疗法、冷疗法、温热疗法、改变体位法、触摸法等。

（3）当疼痛评分≥4分时,及时报告医护人员,并采取相应的疼痛管理措施。

（4）讲解镇痛药物的作用及不良反应,并鼓励患者及时报告不良反应,以便采取相应的措施。

64. 疼痛教育的方法和形式有哪些?

答（1）口头讲解。

（2）提问互动。

（3）示教。

（4）模拟。

（5）患者间沟通交流。

（6）制作图册、卡片等。

（7）信息化,如建立微信群、关注公众号等。

65. 疼痛教育过程中有哪些注意事项?

答（1）要创造安静的、保护患者隐私的环境。

（2）将最重要的内容放在最前面或者最后面。

（3）重要内容反复讲解。

（4）可以是单一方法与多种方法相互结合。

（5）要多使用鼓励性的提问方法。

（6）每次教育内容不宜过多。

（7）每次教育时间不宜过长，中间要有短暂的休息。

（8）使用清晰、简明的教育材料。

（9）尽量避免使用医学术语。

（10）让家人或其他陪伴人员一起参加。

（11）要随时评估患者对教育内容的理解及掌握程度。

（12）要积极创造医护人员与患者及家属之间的沟通。

第 4 章
患者健康教育

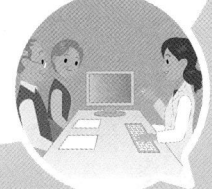

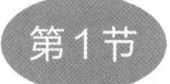

一般信息

一、膝关节相关健康教育

1. 不良的生活习惯会导致膝关节骨关节炎吗？

答 在我们日常生活中，一些不良的生活习惯可以导致膝关节骨关节炎。例如，膝关节的过度使用或不当锻炼不但不能增强膝关节功能，反而会损害膝关节；天气寒冷时骑摩托车或电动车，或常年穿裙子，膝关节不加以保暖；过度肥胖等，都有可能导致膝关节骨关节炎。

2. 患了膝关节骨关节炎需要静养吗？

答 在急性期需要减少活动；过了急性期，就需要逐步增加活动量，并加强康复锻炼。合理使用膝关节才是对膝关节最好的保养。

3. 膝关节骨关节炎可能带来哪些严重后果？

答 对于老年人，单侧膝关节骨关节炎如果不及时治疗，可能会发生双侧骨关节炎。在这个过程中，由于腰椎的代偿作用，可能会发生腰椎间盘突出症。发生膝关节骨关节炎后，由于膝关节的疼痛和下肢力线发生改变，老年人更容易发生髋部骨折。此外，该类患者的糖尿病和高血压往往难以控制。

4. 患了膝关节骨关节炎后应该怎么办？

答 首先是及时就诊，明确病情。根据病情发展的不同阶段可以选择康复锻炼、口服药物、关节镜手术、膝关节周围截骨术、膝关节单髁置换术和全膝关节置换术。其中，膝关节周围截骨术适用于关节外畸形大、相对年轻的患者；膝关节单髁置换术适用于单间室病变的患者；全膝关节置换术适用于多间室病变及炎症性关节炎患者。

5. 膝关节手术治疗能让坏死的软骨再生吗？

答 治疗膝关节骨关节炎的手术方法有几种，但只有膝关节周围截骨术具有使坏死的软骨再生的能力，其成功率大约是 70%。

6. 什么样的患者适合胫骨内侧高位截骨术？

答 如果患者是"罗圈腿"，较年轻，喜欢体育活动，或从事重体力劳动，经过药物治疗、物理治疗等保守治疗后效果仍然不明显，在这种情况下，接受胫骨内侧高位截骨术是比较好的选择。

7. 什么样的患者适合膝关节单髁置换术？

答 如果患者年龄较大，喜欢跳广场舞和旅游，出现行走困难，不能爬山、上下楼梯，X 线片可见到膝关节内侧软骨几乎被磨没了，药物治疗等保守治疗效果不佳，这样的患者适合接受膝关节单髁置换术。

8. 膝关节单髁置换术与全膝关节置换术的根本区别是什么？

答 膝关节单髁置换术是把膝关节已经坏掉的一小部分股骨和一小部分胫骨的表面去掉，再造一个表面，再造的表面是由一种摩擦力很小的金属和塑料隔离物组成。单髁置换术后，患者的膝关节还保留了其自然属性；而人工全膝关节置换术则是不管胫骨、股骨的软骨表面是否全部坏掉，均要将胫骨、股骨的软骨表面全部切除，即使交叉韧带和半月板正常，也要统统置换成人工材料，患者的膝关节完全失去了其原有的自然属性。

9. 什么样的患者适合全膝关节置换术?

答 患者的膝关节骨关节炎非常严重,内侧间室和外侧间室损伤严重,经过一系列的保守治疗但效果均不理想,患者膝关节疼痛难忍,举步维艰,严重影响了工作和生活质量。这个阶段也已经错过了膝关节周围截骨手术和单髁置换手术的机会,这样的患者适合接受全膝关节置换术。

10. 胫骨内侧高位截骨术对于患者的益处是什么?

答 胫骨内侧高位截骨术只是截掉了很小一部分胫骨,没有伤及膝关节的表面、软骨及韧带,保留了患者自己的膝关节。手术后,患者仍然能够进行剧烈的体育活动甚至恢复体育竞技水平,仍然能够从事重体力劳动,还有可能一生不用接受全膝关节置换。因此,对患者的益处是显而易见的。

11. 膝关节单髁置换术对于患者的益处是什么?

答 膝关节单髁置换术只是换掉了膝关节内侧或外侧股骨关节面和胫骨关节面的一小部分,保留了关节正常的软骨,保留了关节前、后交叉韧带,保留了膝关节的自然属性,手术损伤更小,术后康复更快,术后仍然可以进行中度的体育活动和体力劳动。

12. 保膝术及髋膝关节置换术所面临的风险有哪些?

答 与其他任何手术一样,保膝术和髋膝关节置换术也存在一些风险,如麻醉意外、内科合并症、深静脉血栓形成和肺栓塞、约 0.7% 的死亡率和约 0.5% 的感染率、延迟愈合,还有可能在手术操作过程中造成一些合并症,如皮肤损伤、肌肉损伤、骨损伤、神经或血管损伤,术后僵硬、疼痛,因内植物松动或磨损需要做翻修手术。

13. 接受保膝截骨术和全膝关节置换术的患者需要知道哪些基本信息？

答 手术大概耗时 1~2 个小时。麻醉医生会根据患者的具体情况采取全身麻醉或蛛网膜下腔麻醉（腰麻），以保证骨科医生能够正常开展手术。如果选择保膝截骨术，骨科医生将根据术前设计切掉一小部分股骨或胫骨的骨头，再植入钢板固定系统；如果选择全膝置换术，医生则会根据患者关节的大小型号选择适合患者的全膝人工关节。

14. 保膝截骨术和髋膝关节置换术的住院时间大概是几天？

答 一般情况下，如果患者生命体征平稳，没有严重的合并症，需要住院 5 天左右。

15. 糖尿病等慢性疾病患者能够接受关节置换术吗？

答 如果患者患有高血压、糖尿病、静脉血栓栓塞症等疾病，并且这些疾病的病情没有得到有效控制，相关实验室检查值异常，此阶段不适合手术。首先要对这些疾病进行规范治疗，将血压、血糖的相关指标控制在正常范围后，才可以考虑进行关节置换手术。

16. 置换后的人工关节能伴随患者一生吗？

答 有数据证明，对于 60 岁以上的患者来说，人工膝关节基本能伴随患者的余生。但也有可能因各种原因造成内植物失败，如塑料垫片磨损、松动、不稳定或深部感染。如果发生以上几种情况，需要再做一次全膝关节置换术，也就是膝关节翻修手术，要先把之前植入的人工关节去掉，再装入一个全新的人工关节。

17. 接受全膝关节置换翻修术的患者需要知道哪些重要信息？

答 全膝关节置换翻修术比起第一次全膝关节置换手术所花费的时

间更长，手术更难，对医生的技术水平要求更高。手术医生通常需要花费 3 ~ 4 个小时做全膝关节置换翻修术。先要暴露并去掉之前装入的已经坏掉的人工关节，再根据患者的个体情况置换一个全新的、完整的或部分人工膝关节。

翻修术能够明显减轻膝关节肿胀、疼痛和改善膝关节功能，相对于第一次全膝关节置换术的效果而言，全膝关节置换翻修术的效果稍稍次之，但成功率也可以达到 80% ~ 90%。

18. 全膝关节置换翻修术后，患者需要知道哪些注意事项？

答 全膝关节置换翻修术后，患者要注意尽量不要感冒，身体任何部位的感染都会对手术效果带来巨大的影响。患者术后的功能锻炼要比第一次全膝关节置换术后的功能锻炼更难。在康复过程中还会用到相关辅具。患者要严格按照医生、护士和康复师的要求去做，要有耐心和信心。遇到任何疑问，要及时与主管医生沟通。

19. 术后影响骨愈合的自身因素包括哪些？

答 （1）年龄。

（2）营养和体质。

（3）患有某些疾病如糖尿病、贫血、骨质疏松及影响患肢血液循环及神经功能的疾病、截瘫等。

（4）相关激素、骨生长因子、维生素及微量元素缺乏或异常。

（5）长期应用抗凝药物、抗风湿类药物及考的松类药物等。

（6）有吸烟、酗酒、偏食等不良习惯。

（7）依从性差，不能正确执行医嘱。

（8）不能开展正常的肢体功能锻炼。

20. 术后影响骨愈合的医源性因素包括哪些？

答 （1）手术中失血多。

（2）手术时间过程长。

（3）术者操作粗暴。

（4）未进行全面正确的功能锻炼。

（5）感染因素。

二、髋关节相关健康教育

21. 人工髋关节置换术的目的是什么？

答 人工髋关节置换术后可以显著地减轻髋关节的疼痛，极大地改善髋关节的功能，从而提高患者的生活质量。

22. 人工髋关节置换围手术期康复主要包括哪两个阶段？

答 主要包括术前康复及术后康复。

23. 人工髋关节置换术前康复主要包括哪些内容？

答 （1）髋关节及人工髋关节相关知识的健康教育。

（2）告知患者全程康复训练的流程及重要性。

（3）教会患者康复训练的方法。

（4）告知患者在康复过程中可能出现的风险及应对措施。

（5）教会患者锻炼髋关节周围肌肉和股四头肌的方法。

（6）教会患者一些辅助器具的使用方法，如助行器、拐杖等。

（7）共同讨论及制订全程康复计划。

24. 人工髋关节置换术后康复主要包括哪些内容？

答 （1）复习术前制订的全程康复计划。

（2）卧床期间的肌力训练。

（3）转移方法的训练，如从床至椅子如何转移、从椅子至床如何转移。

（4）坐位及站立位的肌力训练。

（5）关节活动度的训练。

（6）器具辅助行走方法的训练。

（7）上下楼梯的训练。

（8）生活基本能力的训练等。

25. 人工髋关节置换术后假体关节脱位主要发生在什么时候？

答 主要发生在人工髋关节置换术后的前5周。在这段时间里，医生、护士、康复师、患者及其家属都要格外注意。

26. 髋关节的后侧肌群包括什么？

答 包括臀大肌、臀中肌、臀小肌、梨状肌、上下孖肌、闭孔内肌、闭孔外肌、股方肌、腘绳肌；而腘绳肌是由股二头肌、半腱肌、半膜肌组成。

27. 髋关节的前侧肌群包括什么？

答 包括髂腰肌（由髂肌和腰大肌组成）、股直肌（股四头肌的一部分）、缝匠肌。

28. 髋关节的内侧肌群包括什么？

答 包括大收肌、长收肌、短收肌、耻骨肌、股薄肌。

29. 髋关节的外侧肌群包括什么？

答 主要包括阔筋膜张肌。

30. 康复团队由哪些人员组成?

答 由参与患者手术及康复的相关成员组成,包括骨科医师、护士、康复师、药剂师、营养师、心理治疗师、矫形器具师、患者及其家属等。

31. 什么是骨科-康复一体化模式?

答 康复医学是针对功能障碍的学科,而骨科学是治疗运动系统疾病的学科。不论从治疗领域还是康复领域来说,骨科与康复医学科都有着紧密的联系。骨科康复即是康复医学的一个分支,也是骨科学的一个分支。1989年,美国骨科医师协会成立了骨科康复协会,使骨科与康复医学科融为一体,推进骨科疾病的治疗与康复进入了一个新的阶段,达到了一个新的水平。而骨科-康复一体化模式就是骨科与康复医学科的医护团队共同负责,参与患者的评估、诊断、治疗及康复的工作模式。这样才能把患者的评估、诊断、治疗及康复的全过程有机地结合在一起,使患者更安全、更快、更好、更全面地得到康复,使患者早日回归家庭、回归社会。

32. 为什么要做步态分析?

答 步态分析可以客观地得到步态的基本参数,如步速、步频、步长,还可以得到运动学、动力学和动态肌电图等相关数据,对术后功能恢复情况进行定量分析,比较不同置换术式、手术入路等因素对手术效果的影响,从而为手术和康复计划的制订提供可靠的依据。

33. 人工髋关节置换术后为什么要进行长期的康复训练?

答 步态分析表明,置换术后3~6个月,肌力恢复只有正常的50%,术后1年其功能改善比较迅速,但仍需8~10年时间才能达到最佳状态。因此,患者有必要在医师的专业指导下坚持科学规范的康复训练，定期复查，定期动态评估，动态调整康复方案，以达到最佳的工作及生活状态。

34. MMT 肌力分级标准的内容是什么？

答 肌力是指肌肉收缩产生的最大力量。肌力评定的方法很多，其中之一就是徒手肌力检查（manual muscle testing，MMT），由 Lovett 在 1912 年创立，具体分级标准见表 4-1。

表 4-1 MMT 肌力分级标准

级别	名称	标准	相当于正常肌力的百分比
0	零（zero, Z）	无可测知的肌肉收缩	0%
1	微缩（trace, T）	有轻微收缩，但不能引起关节运动	10%
2	差（poor, P）	在减重状态下能做关节全范围运动	25%
3	可（fair, F）	能抗重力做关节全范围运动，但不能抗阻力	50%
4	良好（good, G）	能抗重力、抗一定阻力运动	75%
5	正常（normal, N）	能抗重力、抗充分阻力运动	100%

35. 康复评估主要包括什么内容？

答 主要包括主观资料、客观资料、功能评定及制订康复计划四个部分。具体评估内容包括四个方面：躯体方面、精神方面、言语方面及社会方面。

36. 目前康复评估常用的方法是什么？

答 目前普遍采用的是 SOAP 法。

S（subjective）：主观资料，主要指患者的主诉、症状、病史。

O（objective）：客观资料，主要指检查时发现的患者客观体征和功能障碍的表现。

A（assessment）：功能评定，对上述资料进行整理和分析，确定功能障碍的性质及程度。

P（plan）：根据上述内容，骨科康复团队制订康复目标及计划。

37. 人工髋关节置换术后并发症的健康教育要点是什么？

答（1）教育患者重点观察有无并发症的发生，常见的并发症有感染、脱位、深静脉血栓栓塞症、肺部感染、压疮等。

（2）教育患者识别以上并发症的方法。

（3）教育患者预防并发症的方法。

（4）教育患者发生并发症时应该采取的应对措施。

第 2 节

手术前后患者须知

一、术前患者须知

1. 接受 X 线检查的当天可以进餐和吃药吗?

答 在接受 X 线检查前,患者可以像往常一样进餐,可随身携带日常服用的药物,还可以带上一些食物和水。

2. 接受 X 线检查时需要带上辅具吗?

答 接受 X 线检查时,患者需要带上其日常使用的移动性辅助设备,如助行器、拐杖等,以防跌倒。但在接受髋、膝关节 X 线检查时,由于需要取站立位拍摄,所以不能使用辅具。不过,这个时间非常短暂,不会对患者的安全造成威胁,患者需要有一定的心理准备。

3. 接受 X 线检查时,患者需要更换衣服吗?

答 在接受 X 线检查时,患者要穿着舒适、宽松、无金属物的衣服。如果衣裤上有铆钉或拉链的话,患者需要换上医院提供的检查服。

4. 患者去门诊就诊前需要做哪些准备工作?

答 (1)去门诊就诊当天,患者最好带上平常服用的带有原包装的药品,如维生素、中草药等。患者还应该带上相关病历、核磁片、X 线片及其他相关资料。

（2）建议患者将关于住院和手术的相关问题列出一个清单，既方便向医生询问，不会遗漏问题，也不会就同样的问题反复问医生，节约了医患双方的时间。

5. 患者在就诊时通常要做什么？

答（1）患者应该向医生提供完整的医疗和护理病史。

（2）按照医生的要求接受常规体检，包括血液检查、尿液检查、X线和MRI检查，医生还会根据患者的病情开具一些其他检查。

（3）如果患者伴有一些内科等疾病，可能会被要求去看麻醉科或者内科医生，直到患者的各项指标控制在正常范围。

（4）如果患者就诊的医院是教学医院，应该积极参与并配合相关的教学工作。

6. 患者在术前门诊时应了解哪些相关信息？

答（1）患者应该知道自己患有何种疾病、为什么要接受手术、手术能够帮助解决什么问题、手术后应该注意什么、手术后如何进行康复等。

（2）患者应了解术后需要用到什么辅助器具并做好准备，如助行器、拐杖，而且知道到哪里获取这些器具。

（3）患者应知道什么时候和怎样使用助行器、拐杖、神经肌肉刺激器等。

（4）患者应该知道通常会在术后3天左右出院，可以按照这个时间节点安排和管理手术后的日常生活，包括陪护人员。

（5）如果患者需要在门诊做功能康复训练，一定要提前与康复师沟通好，提前安排好时间。

（6）如果患者接受膝关节或髋关节置换手术，尽量提前与康复师沟通好。

7. 入院前，关于手术，患者应该了解哪些信息？

答（1）患者应该了解术后可能的效果，并且有可能要去重症监护病房（intensive care unit, ICU）观察一段时间。

（2）患者应该了解随着外科手术技术的不断改进，住院时间变得越来越短。患者的住院时间长短取决于其手术的种类和恢复情况，有可能手术后 3~6 天出院；如果伴有严重的内科疾患或者其他健康问题，住院时间可能会更长一点。

8. 入院前，关于康复训练，患者应该了解哪些信息？

答（1）患者应该知道在自己家里更适合伤口的愈合和身体的康复，舒适感更强。

（2）根据患者的健康情况和自身情况，功能锻炼可能要贯穿整个治疗和康复过程中。可以找一家康复医院。如果需要在门诊做康复训练，最好看康复科门诊，并提前安排好这些事情。

9. 入院前，关于出行安排，患者应该做哪些准备工作？

答（1）患者应该在手术前练习上下汽车或者其他交通工具的方法，以便手术后能够顺利回家，可以与医护人员讨论如何学习和掌握这些技术。

（2）患者要安排好出院时回家的交通工具。

（3）患者术后至少 6 周内不能开车。如果要到医院做功能康复，要安排好交通出行方式。

10. 入院前，关于辅助器具，患者应该做哪些准备工作？

答（1）手术后至少有 6 周的时间会用到拐杖或助行器。

（2）如果患者有拐杖或助行器，一定要在手术后拿到医院来。

（3）患者也可以在医院购买这些辅具，或在医院或社区医院里租用这些辅助器具。

11. 入院前，患者要准备哪些物品？

答（1）患者要准备一个行李箱或包，装好个人用品，如换洗衣服、拖鞋、牙刷、牙膏、香皂、沐浴液、剃须刀、梳子、女性卫生用品、吃饭用品及喝水杯等。

（2）患者要准备好病史的所有相关资料，包括病历、X线片、MRI片、CT片等。

（3）患者要准备好术后要用的辅助器具，如拐杖或助行器。

12. 如果接近手术日时，患者感觉不舒服，应该怎么办？

答 如果接近手术的时候，患者感觉不舒服，甚至感冒发热或牙龈感染，应该立刻给主管医生打电话，如实告知患者的情况。一般来说，在这种情况下是不建议接受手术的，要将这些疾病完全治好以后，再重新安排手术日期。

13. 手术前两天，患者应该做些什么准备？

答（1）患者要保持良好的心态，有任何疑虑可以找家人倾诉，或与医护人员沟通。

（2）患者要保证良好的睡眠，必要时可以在医生指导下服用一些助眠药。

（3）手术前一天，患者要洗去手指甲油和脚趾甲油。

（4）患者应该每天洗澡，手术当天早晨最好也洗个澡。

（5）手术前48小时内尽量保护腿部的皮肤不被刮伤。

（6）一定注意不要着凉感冒。

（7）要按照护士的指导练习使用拐杖、助行器、清洁湿巾等物品。

（8）手术前的午夜过后，不能吃任何难以消化的东西，具体能吃什么、能喝什么，或者几点能吃什么、几点能喝什么，要严格按照医生和护士的指导去做。

14. 手术当日，患者应该做些什么？

答 （1）患者如果有义齿、眼镜、助听器或假发，要在手术之前取下并收好，以免丢失。

（2）手术当天早晨不能服用任何药物。如果是必须服用的药物如降压药，可以用少量水送服。

（3）患者术晨要刷牙，注意不要把水咽下去。

（4）患者应将现金、银行卡、首饰或其他贵重物品交给家人保管，以免丢失。

（5）患者不要化妆，不戴隐形眼镜。

（6）会有专人将患者送到手术室接受手术。

15. 手术前，患者还应做哪些准备工作？

答 （1）患者应该按医院的要求穿好由医院提供的衣裤，不穿自己的内衣、内裤。

（2）配合护士测量血压、脉搏、呼吸和体温，以确保以上指标在正常范围。

（3）配合护士确认最后的饮水和进食时间。

（4）与护士确认当天是否服用了一些药物如降压药等。

（5）配合护士完成术前针注射或服用一些术前用药。

（6）患者本人和家属需要与麻醉师及手术医生沟通并签署知情同意书。

（7）手术医生会在患者将要接受手术的腿上做记号。

二、术后患者须知

16. 患者要在手术室内待多长时间？

答 手术可能需要 2~4 个小时，然后患者会被送到麻醉恢复室观察 1 个小时左右。

17. 患者在麻醉恢复室会得到怎样的照护？

答 （1）护士会根据患者的具体情况来监测其血压、脉搏和呼吸等生命体征。

（2）护士会随时查看患肢足部的血液循环情况、皮肤颜色、感觉和脉搏搏动情况。

（3）护士还会特别要求患者主动活动一下脚。

（4）患者的髋部或膝部会贴有敷料，以保护手术部位不受污染，护士还会定期检查。

（5）如果患者的生命体征平稳，会被送回病房。如果生命体征不平稳，患者可能要被送到 ICU 观察和治疗一段时间，直到平稳后送回病房。

18. 术后回到病房当天，患者会得到怎样的照护？

答 （1）护士首先会把患者从转运床上转移到病床上。

（2）患者术后 24 小时都要吸氧，并输一定量的液体。

（3）术后 24 小时内，医护人员会一直监测患者的生命体征，包括血压、脉搏及呼吸等，一般要测量 3 次体温。

（4）护士至少一天 3 次检查患肢的血液循环情况、感觉及脉搏搏动等情况。

（5）护士会定时查看伤口辅料及引流情况，必要时换药。换药过程中，患者可能会有一些不舒服，要注意配合。

（6）护士会告知患者可以逐渐喝水、喝粥、吃饭。如果觉得胃部不舒服，应随时告诉医护人员，以得到妥善处理。

（7）护士会告知患者开始可以服用平时在家常规服用的一些药物，但要与主管医生沟通好。

（8）手术医生会与患者及其家属沟通关节置换手术的情况。

（9）护士会告知患者如果感觉疼痛，可以通过按压止痛泵的按钮来缓解疼痛。如果疼痛不能得到有效缓解，或疼痛评分≥4分时，要主动告知护士。

（10）护士会尽快告诉患者及其家属术后相关注意事项。

（11）护士会示范呼叫铃的使用方法。

19. 术后当天，患者可以做哪些康复训练？

答（1）患者要明白术后当天就可以开始做一些力所能及的康复训练，要尽量按照医护人员的要求去做。

（2）患者的两腿之间可夹一个枕头，但枕头不能放在膝关节下。

（3）当患者从麻醉中完全清醒后，护士或康复师会指导患者做直腿抬高或踝泵锻炼等训练，以减少术后并发症的发生。

（4）在仰卧和侧卧等改变体位时，要请护士来帮助完成这样的动作，尤其是第一次需要改变体位的时候。

（5）手术当天，患者要使用便盆、小便器或者在床边解小便。如果患者几个小时都不能自行排尿，有可能需要插入导尿管导尿，以免发生更严重的问题。

20. 术后第一天，患者在饮食上有哪些注意事项？

答（1）从术后第一天开始，可以吃一些喜欢吃的食物，但应该少油、易消化、富含纤维素和蛋白质，尽量少吃生冷的食物。

（2）每次少吃一点，一天可以多吃几次。

（3）吃饭时速度要慢一些。

（4）尽量坐在床旁或椅子上用餐。

21. 术后第一天，患者可以做哪些康复训练？

答（1）护士会帮助患者在床上翻身。如果是换髋术后，翻身时一定要记住在两腿之间夹上枕头。

（2）护士会帮助患者坐起来，患者还可以在他人的帮助下去卫生间，但一定要征得主管医生的同意。

（3）如果要去卫生间，要使用高一点的带着扶手的马桶。

（4）康复师和（或）护士会示范如何使用助行器、拐杖和手杖，以及在运动时怎样保护髋部或膝关节。

（5）康复师和（或）护士将帮助患者从椅子上站起来，在走廊上行走。

（6）在卧床时，护士会要求患者定时做深呼吸训练、咳嗽训练、足部踝泵运动、直腿抬高运动、股四头肌等长收缩等。

（7）要按照医生或康复师所教的方法自己独立做一些功能锻炼，如直腿抬高等。

22. 术后第一天，患者如何应对疼痛？

答（1）术后1~2天，手术部位的疼痛会比较明显。

（2）如果疼痛评分≥4分，或者恶心、呕吐，可以告诉主管护士或医生以寻求帮助。

（3）做功能锻炼之前，如果疼痛明显，可以服用一些止痛药。

（4）一天可以多次使用冰袋，腿部肿胀可以得到适当的控制，疼痛也能得到部分缓解。

23. 术后第一天,患者出现哪些特殊事件时需要及时向护士报告?

答 患者如果感到憋气、呼吸困难,或腿部尤其是小腿发生肿胀、疼痛及颜色改变,或患肢出现麻木、刺痛等现象,要及时向护士汇报。

24. 术后第二天及第三天,患者会得到怎样的照护?

答（1）患者仍然要进行输液。

（2）可以坐在椅子上进餐。

（3）可以继续使用冰袋减轻疼痛和肿胀。

（4）如果疼痛评分≥4分,要主动报告护士,寻求帮助。

（5）护士会定期检查伤口敷料和引流情况。

（6）医生或护士可能会进行伤口换药或拔除引流管。

25. 术后第二天及第三天,患者可以做哪些康复训练?

答（1）医生或护士或康复师会帮助患者在助行器或双拐的辅助下行走,走到大厅或卫生间。

（2）可以一天3次做髋膝关节的幅度训练。

（3）可以在康复师的协助下走路甚至尝试上下楼梯。

26. 出院前,患者应该做哪些准备工作?

答（1）要与医生确定好复查时间、拆线时间和换药时间。

（2）要与护士确认办理出院的确切时间。

（3）医生会开具一些出院后的常用药,如止痛药、抗凝药等。

（4）医生或护士或康复师会告诉患者后续的一些要观察的问题,如何进行伤口护理,如何使用穿袜器等设备,康复锻炼的原则、安排及注意事项。

（5）要对回家以后的饮食做一个很好的安排，丰富的营养对身体恢复及伤口愈合将起到积极的促进作用。在患者回家的前几天，最好要有一个人全天陪伴，照顾起居饮食。

（6）如果打算去另一个医疗机构进行康复，要确认该医疗机构能否拆钉（拆线）、进行伤口换药和功能锻炼。

（7）确认回家时要乘坐的交通工具。要与相关人员进行充分的沟通，准备合适的座位（例如坐的垫子要软，要足够高）。患者要知道如何安全地上下汽车。

（8）将家中的设施安排好。

（9）有的患者进行了一侧膝关节置换，往往另一侧膝关节也会有问题。如果发现另一侧膝关节疼痛或僵硬影响到了日常活动，应该早日到医院就诊。

27. 正确用拐杖的原则是什么？

答（1）必须按照医生的要求进行负重。

（2）使用拐杖时，应该把身体重量放在手上而不是腋下。身体不能扭来扭去，步伐不能过大。

（3）康复师或护士在患者第一次使用拐之前，应该检查拐杖，确保拐杖适合患者，并且是安全的。

第 3 节

髋膝关节置换术后日常生活

一、居家注意事项

1. 术后回家后,患者要确认哪些事情?

答 (1)患者要确认已经预约好拆线时间。

(2)患者在出院后 1 周内尽量预约康复师,以便其根据患者当前的情况给出具体的康复指导意见。

(3)患者要严格遵照医嘱按时复查,注意预防并发症(如深静脉血栓形成),有特殊情况随时就医。

2. 术后患者腿部的肿胀情况及疼痛程度会有变化吗?

答 术后患者腿部的肿胀情况随着时间推移会明显改善。疼痛程度也会越来越轻,一般疼痛评分不会大于 4 分,也就是说无须止痛药。轻度疼痛可以通过适当的功能锻炼、理疗、按摩或其他一些方法来缓解。

3. 在术后回家的前两周,患者做功能锻炼时应该注意什么?

答 (1)可以继续做住院期间已经开始进行的功能锻炼。

(2)每次做功能锻炼的前提是确保自身的安全,尤其注意不要跌倒。

(3)每次做功能锻炼的动作由简单到复杂,幅度由小到大,强度由弱到强。动作要做到位,不追求快,但追求稳。

4. 患者的饮食什么时候可以完全恢复到之前的状态？

答（1）如果没有特殊不适，患者的饮食可以在术后一天内恢复到以前的状态，但要注意以下几点：不要吃过度油腻的食物，食物要少盐、少糖；少食刺激性的食物，如辛辣食物、含酒精类的饮料、大量的咖啡及浓茶等；少食易引起胀肚及便秘的食物，如豆类、奶制品、西兰花、花椰菜、薯片、未熟的绿香蕉等。

（2）注意改变之前不良的饮食习惯，勿暴饮暴食，要荤素搭配，保证平衡膳食，尤其要保证充足的蔬菜、水果及液体摄入。

5. 患者什么时候可以洗澡及洗澡时的注意事项有哪些？

答 通常拆线 48 小时以后可以洗澡。如果伤口没有完全愈合，则要听从主管医生的建议。洗澡时的注意事项包括以下几点：

（1）每次洗澡时间不超过半小时。

（2）洗澡前调节好浴室温度，从浴室出来后尽快擦干身体，以免受凉感冒。

（3）洗澡时要在地面放置防滑垫，穿防滑的拖鞋，以免跌倒。

（4）洗澡时不要锁上浴室门。

（5）要把助行器或拐杖放在方便拿取的地方。

6. 患者什么时候应该到医院就诊？

答 出院后，患者如果出现任何合并症，或合并症加重，如腿部肿胀或疼痛加重、伤口未按期愈合等症状时，应随时到医院就诊，寻求医生的专业帮助。

7. 在家中，患者要注意观察哪些问题？

答（1）注意小腿或大腿有无持续性的疼痛加剧。

（2）注意患肢的活动范围是否减小，有无走路越来越困难的情况。

（3）测量体温应该在吃完东西或喝完水半小时后，且体温应该小于37.5 ℃。

（4）注意手术伤口有无渗出增多、红肿加剧或伤口裂开。

（5）患者尤其要注意，如果出现气短、胸痛或胸部发紧，要立即去就近的医院急诊就诊。

8. 患者应该如何对待腿部肿胀？

答 （1）手术部位肿胀是手术或组织损伤的一个正常反应，故手术部位在术后前两周有一些肿胀是正常的，不必过度担心。

（2）当患者坐着或站立时，肿胀会更明显。但当活动后或早晨起床以后，肿胀会有所减轻。

（3）如果疼痛或红肿加剧，一定要及时去医院就诊。

9. 预防腿部肿胀的方法有哪些？

答 （1）可以采取卧位（趴着、躺着、侧卧）的方法来减轻腿部肿胀，还可以同时把患肢抬高。

（2）卧床时，每天要定时做踝泵锻炼、勾脚、直腿抬高等功能训练。

（3）要尽量减少持续坐位和站立的时间。

（4）要按照主管医生或康复师的指导积极严格地进行康复锻炼。

10. 患者应该如何做好伤口的居家护理？

答 （1）患者要按照医生或护士教给的方法进行伤口护理。

（2）伤口愈合后可以淋浴，愈合前不可以泡澡或游泳等。

（3）注意观察伤口有无异常情况，边缘有无发红，引流液情况，有无伤口裂开等。

（4）必要时更换绷带或敷料，不要用手直接触摸伤口。

（5）任何时候都不要把伤口上的敷料弄湿。

（6）一般在术后 2 周拆除伤口的缝线。

（7）术后 6 周之内，不要在伤口上或伤口周围涂抹乳液、软膏或霜剂。

二、便秘的预防及管理

11. 什么是便秘？

答 大便次数比平常减少，同时排便困难或者大便硬结。正常人每日排便 1~2 次，或 1~2 天排便一次。便秘一般指每个星期排便少于 3 次。

12. 便秘的危害有哪些？

答（1）可诱发血压升高、心肌梗死、脑梗死等心脑血管疾病。

（2）可引起情绪问题，出现烦躁、焦虑不安，严重影响生活质量。

（3）可诱发肠梗阻、直肠脱垂、肛裂等。

（4）还会引发食欲不振、腹部胀满、嗳气、口苦、口臭等表现。

13. 引起便秘的原因有哪些？

答 服用止痛药、术后体力活动减少、因为手术导致的饮食改变、脱水、饮食中没有足够的纤维素、情绪紧张、压力大等，都可以引起便秘。

14. 哪些食物含有丰富的纤维素？

答（1）麦麸，谷类（小麦粒、大麦、玉米、荞麦面、薏米面、高粱米、黑米），燕麦片，薯类，豆类（黄豆、青豆、蚕豆、芸豆、豌豆、黑豆、红小豆、绿豆）。一般来说，加工得越精细，纤维素含量越少。

（2）蔬菜：笋类、辣椒、蕨菜、菜花、菠菜、南瓜、白菜、油菜、紫菜、菌类等。

（3）坚果：黑芝麻、松子、杏仁、白芝麻、核桃、榛子、胡桃、葵瓜子、西瓜子、花生仁等。

（4）水果：红果干、桑葚干、樱桃、酸枣、黑枣、大枣、小枣、石榴、苹果、鸭梨等。

15. 基本不含纤维素的食物有哪些？

答（1）各种肉类、蛋类、奶制品、海鲜等。

（2）各种食用油、酒精饮料、软饮料、咖啡等。

16. 患者应该如何预防便秘？

答（1）饮食上，要尽量多吃富含纤维素的蔬菜、水果、粗粮、坚果等，并保证每天的液体摄入量至少在 2000 ml 以上。每天少食多餐，每周食用食物种类尽量达到 30 种。食物不要太精细，少吃快餐、高脂肪食物和大量的肉或奶酪。

（2）每天要尽可能多做一些体力活动，如每天下地行走至少半小时。如果单次行走不到半小时，可分多次下地行走。这样既能保证运动量，又不会让自己过度劳累。

（3）养成规律的如厕习惯，尽量避免干扰排便习惯。

（4）必要时可以使用一些缓泻剂或通便药，或听从专业医生的指导。

（5）可以通过呼吸训练来预防便秘。

17. 怎样保证每天的液体摄入量大于 2000 ml？

答 （1）可以饮用的液体除了白水外，也包括各种果汁、蔬菜汁、咖啡、粥类、汤类及饮料等。

（2）为了保证足够的液体摄入量，患者应该知道自己使用的杯子、饭碗的容积是多少。

（3）如果患者使用的杯子容积是 300 ml，则每天至少要喝 6 杯水或饮料，还有 200 ml 液体的量可以通过喝粥、喝汤、吃水果等方法来弥补。

三、居家安全

18. 为预防跌倒，家中设施应如何布置？

答 （1）凡有楼梯的地方尽量安置扶手。

（2）家里地面上尽量不要使用小块的地毯或翘边的地毯。

（3）通道上不要有电话线、电缆、小凳子、小盒子等障碍物。

（4）地板上尽量不要打蜡。

（5）夜间要启用或安装照明设施，尤其在卧室与厕所之间。

（6）要保持活动区域地面的清洁干燥，不要有水迹，不能湿滑。

（7）常用物品不要放置过高。

19. 患者应该养成哪些好习惯以预防跌倒？

答 （1）在家里行走时不要太快。

（2）如果有客人来访，不要急着去开门，要慢慢起身站稳后再迈步。

（3）最好穿防滑并耐磨的袜子。

（4）在家里最好不穿拖鞋，宜穿防滑运动鞋。

（5）要随时戴上眼镜，以免视物不清造成跌倒。

（6）下雨天及下雪天尽量不外出。

（7）不要爬梯子，不要登高取物。

（8）日常生活用品要放置有序，以方便取用，预防跌倒。

20. 患者术后在家中活动时应该注意什么？

答（1）活动时，患者应该穿舒适合体的衣服和防滑的运动鞋。

（2）天气寒冷或过热时，尽量不去室外活动。

（3）要把握好运动量，以微微有汗出、身体舒服为度。

（4）要相信"身体的感觉"，一旦出现不舒服，就要立即停下来，不要再继续活动。

（5）每次活动都尽量选择进餐 1 小时以后开始，每次活动时间以 30～60 分钟为宜。

（6）活动时尽量不负重，手上不提重物，身上不背重物。

（7）不做剧烈的活动，如跑、跳、蹲、跪等动作，也不要迅猛转身。

21. 患者术后的日常生活要注意什么？

答（1）不要自行提拿超过 2.5 kg 的物品。

（2）原则上可以走路、骑自行车或游泳，但每次运动量不能过大。

（3）髋膝关节置换术后，患者禁止做一些高水平的运动项目，如竞赛性质的网球、篮球等对抗性运动。

（4）当患者觉得合适时，可以重新开始性生活。安全的姿势是患者在下面，两腿分开，避免对膝部的直接压迫。

22. 患者术后应该怎样预防感染？

（1）平时注意不要着凉感冒。

（2）当患者因为内外科疾患到医院就诊时，或术后 2 年之内要进行牙科治疗，要如实告诉医生曾经做过髋关节或膝关节手术，包括单髁置换术、高位截骨术、全膝/髋关节置换术等。

四、关于复查

23. 术后第一次复查的注意事项有哪些？

（1）第一次术后复查时间一般在术后 2 周，或根据医生建议的时间来进行。

（2）要在出院时跟医生沟通好第一次复查的时间。

（3）复查时一般要常规拍摄 X 线片。

（4）复查前最好将想问的问题列一个清单，以免就诊时遗忘。

（5）要跟医生确认什么时候可以骑车或者开车，以及能否做一些剧烈的体育活动，如打乒乓球、羽毛球、高尔夫、网球和踢足球等。

（6）要和医生确认好下一次的复查日期。

24. 第一次复查后还要复查吗？

（1）第一次复查后，患者以后还要定期复查。

（2）应该在术后 3 个月、6 个月及 1 年复查。1 年后至少 1~2 年复查一次。

（3）每次复查都需要拍照 X 线片。

25. 患者在什么情况下要及时去医院就诊？

答（1）出现持续疼痛或疼痛加剧。

（2）发生跛行或腿部无法承重，甚至关节活动范围受限时。

（3）有任何感染的体征和症状，如体温在 38 ℃以上。

（4）腿部肿胀或颜色发生改变。

（5）出现胸闷、憋气、呼吸急促等症状。

（6）伤口红、肿甚至裂开等。

第5章
康复训练

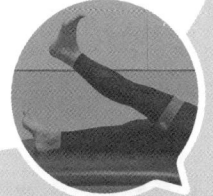

第1节 概述

1. 什么是肌力?

答 肌力是指肢体随意运动时肌肉或肌群收缩的力量。

2. 在进行肌肉力量增强训练时应该遵循的原则是什么?

答 (1) 遵守循序渐进的原则:运动量从小到大,运动频次从少到多,运动范围从小到大。

(2) 先进行大肌群训练,再进行小肌群训练。

(3) 当出现不适反应如心律不齐、头晕等,应立即停止训练。

(4) 有慢性合并症的患者在进行肌力训练时,一定要全面评估,量力而行。

(5) 肌力训练建议在专业康复师的指导下进行。

3. 什么是本体感觉?

答 本体感觉是指身体对自身位置、运动状态和力量等方面的感知能力。它可以帮助人体更好地控制身体的姿态和运动,从而提高运动能力和动作表现。

4. 本体感觉包括什么?

答 主要包括运动觉、位置觉和震动觉。

5. 本体感觉的重要性是什么?

答 本体感觉可以帮助人体自觉或不自觉地感受肢体的空间位置,

对于肢体运动的协调性、流畅性、安全性等有非常重要的影响。

6. 膝关节手术后常见的异常步态有哪几种?

答 膝关节手术后常见的异常步态有疼痛步态、关节挛缩步态和短腿步态。

7. 什么是短腿步态?

答 一侧下肢肢体长度比另一侧下肢短缩 1~3 cm 以内时,由于姿势代偿,身体尚能保持平衡状态。下肢肢体短缩在 3 cm 以上时,患者多采取患侧前脚掌着地或健侧屈曲的步态行走,这样的步态称为短腿步态。

8. 什么是疼痛步态?

答 当患侧肢体行走出现疼痛时,步态呈现急促不稳,身体摇摆,患足触地时间相对较短,而健足触地时间相对延长,此时呈现的步态称为疼痛步态。

9. 疼痛评分在几分时不适合做康复训练?

答 疼痛评分在≥4 分时不适合做康复训练。

10. 肿胀分度及其表现是什么?

答 肿胀分 4 度:重度肿胀、中度肿胀、轻度肿胀、无肿胀。各自的表现如表 5-1 所示。

表 5-1 肿胀分度及其表现

分度	表现
重度肿胀	患肢肿胀明显,围度差 8 cm 或整个下肢弥漫肿胀,表浅静脉充盈,皮肤温度升高,颜色改变,张力大,按之深陷,下肢酸胀或疼痛十分明显

续表

分度	表现
中度肿胀	患肢肿胀，围度差 4~8 cm，表浅静脉略充盈，皮肤颜色改变，有张力，按之有凹陷，下肢感觉酸胀或疼痛，出现腓肠肌压痛
轻度肿胀	患肢略肿胀，围度差 2~4 cm，皮肤基本正常，下肢酸胀，但疼痛不明显
无肿胀	患肢基本正常，围度差小于 2 cm，下肢无酸胀及疼痛等异常

11. 什么程度的肿胀不适合做手法康复？

答 中度及以上肿胀暂时不适合做手法康复。

12. 什么是关节松动术？

答 关节松动术是康复师在患者关节活动允许范围内进行的一种手法操作技术，属于被动运动范畴，适用于关节功能障碍、关节活动度受限、疼痛等。

13. 目前康复治疗中常见的关节松动术有哪些？

答 常见的关节松动术有三种，包括 Maitland 松动术、Kaltenborn 松动术及 Mulligan 松动术。

14. 关节松动术的基本方法包括哪些？

答 包括摆动、滚动、滑动、旋转、分离和牵拉。

15. 什么是关节的生理运动？

答 指关节在生理范围内能够完成的动作，包括主动活动和被动活动，如关节的屈/伸、内收/外展、旋转等。

16. Maitland 关节松动术的手法是如何分级的？

答 按照 Maitland 分级法做如下分级：

Ⅰ级：康复师在患者关节的近端，小范围、有规律、有节律地往返活动关节。

Ⅱ级：康复师在患者关节活动允许的活动范围内，大范围、有规律、有节律地来回活动关节，但不接触关节活动的起始和终末端。

Ⅲ级：康复师在患者关节活动允许的活动范围内，大范围、有规律、有节律地来回活动关节，每次均接触到关节活动的终末端，并能感到关节周围软组织的紧张。

Ⅳ级：康复师在患者关节的终末端，小范围、有规律、有节律地活动关节，每次接触到关节活动的终末端，并能感觉到关节周围软组织的紧张。

Ⅴ级：康复师在运动范围极限处以小幅度、快速的推进技术打断粘连组织。

17. 关节松动术的临床适应证包括什么？

答 任何由于力学因素而非神经性因素引起的关节功能障碍，如关节疼痛、关节周围肌肉紧张及痉挛。

18. 关节松动术的医学记录方法是什么？

答 目前在康复治疗领域，关于松动术的评估，国内外公认的记录方法是以问题为导向的记录方法，即 SOAP 评估记录法，包括 4 个方面：主观资料（subjective, S）、客观资料（objective, O）、评估（assessment, A）、计划（plan, P）。

19. 关节松动术的操作流程是什么？

答 （1）松动前评估：找出存在的关键问题（疼痛、僵硬及其程度）。

（2）安排好患者的体位及患肢的位置并有效固定：舒适、放松、无痛的体位。

（3）选择松动术的等级或计量。

（4）选择治疗时作用力的部位：应靠近治疗的关节。

（5）选择松动术的运动方向。

（6）开始实施松动术。

（7）严格掌握松动术的速度、节奏及时间。

（8）再次评估。

20. 关节松动术的适应证是什么？

答（1）关节内及周围组织粘连，如冻结肩、髋膝关节术后活动受限的患者。

（2）肌肉、关节疼痛的患者。

21. 什么是标准行走动作？

答 标准行走最基本的动作包括五个要点，分别是躯体挺拔，下巴前伸，高抬头，两肩向后舒展、两手前后规律摆动，腹部稍有起伏。

22. 什么是离心训练？

答 离心训练是指肌肉在收缩产生张力的同时被拉长的训练，比如肱二头肌弯举哑铃下放、深蹲时下蹲的过程。

23. 什么是向心训练？

答 向心训练指的是肌肉发力、长度缩短的过程中，肌肉止点向肌肉起点靠近的身体训练。

24. 髋膝关节手术后常用的步行辅助装置包括哪些？

答（1）手杖类：单足手杖、多足手杖。

（2）前臂杖。

（3）腋杖：可靠稳定，包括固定式和可调式。

（4）助行架：包括普通助行架、有轮助行架、交互式助行架。

25. 步行辅助装置的功能是什么？

答 稳定和支持，减轻承重，扩大行走时的支撑面，改善行走能力，提高生活质量。

26. 选用步行辅助装置的原则是什么？

答 （1）明确使用辅助装置的目的，充分考虑将要使用的地点，如室内或室外等因素。

（2）全面了解患者情况，如身高、体重、年龄、全身情况、疾病情况、病情程度等。

（3）评估患者的平衡能力、下肢承重能力、四肢肌力、手的握力及抓握方式、步态和步行功能等。

（4）评估患者的认知能力、学习和掌握使用辅助装置的能力。

（5）要尽可能考虑患者的生活方式以及个人爱好，如选择患者喜欢的款式、颜色。

第 2 节

膝关节功能锻炼及康复

1. 膝关节康复训练的主要内容是什么？

答 股四头肌和腘绳肌的肌力训练、关节活动度的训练、行走或者其他协调性训练等。

2. 膝关节康复训练的主要原则是什么？

答 （1）循序渐进原则：是指训练次数由少到多，训练强度由小到大，是康复训练当中必须掌握的一个原则。

（2）个性化原则：是根据每个患者的心理状况、理解力、执行力、工作经历、生活背景等不同而制订的适合患者本人特点的康复计划。

3. 如何把握康复训练的强度？

答 首先，制订康复计划表并每天填写，根据前一天的康复训练进度和强度决定下一步的康复计划；其次，康复训练的强度以患者能够忍受为宜。

4. 需要制订康复计划吗？

答 需要制订康复计划。只有制订了康复计划，患者才能明确目标并努力完成目标。康复计划最好由康复师、主管医师、患者及其陪护人员共同制订。

5. 康复训练前的主要评估内容是什么?

答 股四头肌及腘绳肌的肌力、膝关节的活动度、牛津大学膝关节评分等。

6. 术后膝关节的康复训练应该注意什么?

答 （1）术后早期，膝关节应该做什么样的活动一定要听从主管医生的建议，不能擅自行事。

（2）卧床期间，应该按照主管医生的要求注意适当活动膝关节；否则，膝关节会僵直，影响手术效果。

（3）术后需要做什么样的功能训练、什么时候能够下地、什么时候能够独立行走，都要听从主管医生的建议。

（4）早期行走时要学会使用助行器或拐杖。

7. 膝关节术后康复训练的黄金期是什么时候?

答 术后 3 个月内是康复训练的黄金期，康复训练做得好与不好与日后膝关节的功能恢复直接相关。因此，在这个阶段一定要重视康复训练，要完成医生或康复师制订的训练计划。

8. 什么是黄金期的"三多一少"?

答 是指在膝关节手术后康复训练的黄金期要遵循的康复训练原则，即多抬腿、多压腿、多弯腿、少走路。

9. 使用冰敷的注意事项有哪些?

答 （1）当膝关节疼痛和肿胀时，在做任何功能训练之前，都可以用冰袋对膝关节进行冰敷以减轻疼痛。

（2）冰袋可以直接放在膝关节的前部，也可以放在膝关节的后方。

（3）冰袋的制作方法有很多，如用冰块、碎冰、冰棍或冷冻后的任何东西都可以。但记住，要把这些东西放在一个塑料袋子里，外面再罩上一个布袋子，或者用一条毛巾或棉布将冰袋包起来，再放在腿上，以免冰袋对患处造成冻伤。

（4）每次冰敷时间为 15～20 分钟。要注意把塑料袋口扎紧，以免冰水外流，保持伤口干燥。

10. 膝关节术后当天的功能训练要点是什么？

答 不论是膝关节置换术还是保膝术，术后当天的训练要点是：

（1）用软垫将足跟部垫高，以抬高患肢，促进血液循环，避免压疮。

（2）做双下肢的踝泵训练。尽量主动进行踝泵训练，在麻醉完全恢复之前，由护工或亲属被动进行。

11. 膝关节术后第一天的功能训练要点是什么？

答 （1）继续抬高患肢。

（2）进行股四头肌及腘绳肌的等长收缩训练。

（3）进行直腿抬高训练。

（4）不论是膝关节周围截骨术、单髁置换术还是全膝关节置换术，术后第一天最好扶拐或者助步器下地进行站立练习，可以在室内行走，包括上卫生间。

（5）继续踝泵训练。

12. 膝关节术后第 2～4 天的功能训练要点是什么？

答 （1）进行膝关节的屈伸训练。

（2）初次活动范围 0°～45°，每天 3 次，每次 10 组。单髁置换术或者膝关节周围截骨术的活动范围可以更大，甚至达 120° 以上。

（3）进行双拐辅助下或助行器辅助下的行走训练。

（4）继续进行直腿抬高训练、踝泵训练及第一天进行的训练。

13. 膝关节术后第 5 天至 2 周的功能训练要点是什么？

（1）继续进行股四头肌、腘绳肌的等长收缩肌力练习。

（2）继续进行膝关节的屈伸等训练。

（3）膝关节屈伸范围逐渐增加至 90° 甚至更大，达力所能及的程度。

（4）可以进行器械抗阻训练，如骑功能自行车的训练。

（5）可以开始练习上下楼梯。

14. 膝关节术后第 3~6 周的功能训练要点是什么？

 术后第 3~6 周的功能训练要点是以增强肌力为主，并继续关节活动度的训练，开始进行下蹲及起立等训练，并进行提高步行能力的训练，增加行走距离，按要求使用拐杖或助行器及负重。

15. 卧位屈伸膝关节训练怎么做？

（1）仰卧位平躺于床面，将患肢屈曲。

（2）保持脚后跟和臀部贴紧床面（图 5-1a）。

（3）然后将脚部向臀部做前后方向滑动，尽量靠近臀部，再恢复到原位（图 5-1b）。

（4）每天做 3 次，每次 10 组。

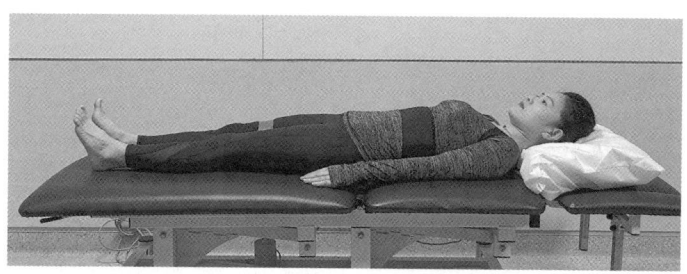

a

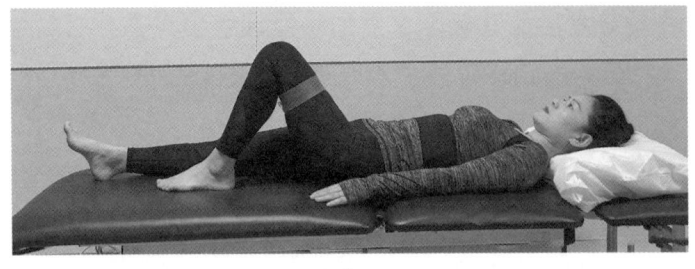

b

图 5-1　卧位屈伸膝关节训练

16. 绑带套脚法膝关节屈伸训练怎么做？

答（1）先准备一条长约 200 cm × 6 cm 的绑带。

（2）躺在床上或坐在床上，将患肢向前伸直。

（3）双手分别抓住绑带的两头，并将绑带套在患肢的脚底上，借助绑带的力量慢慢地弯曲膝关节，直到膝关节上方有力量加持的感觉。

（4）每次坚持 5 秒钟，然后放松。重复 10 次（图 5-2）。

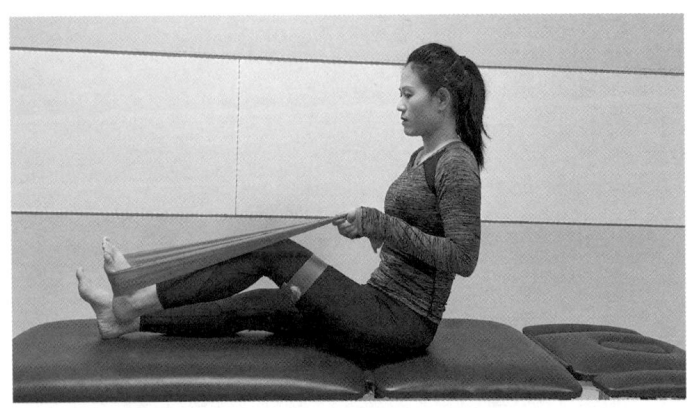

图 5-2　绑带套脚法膝关节屈伸训练

17. 坐位屈伸膝关节训练怎么做？

答 患者取坐位，主动将患侧腿滑向椅侧以使膝关节屈曲，滑动到末端位置时维持3秒，再前伸到起始位。每天完成3次，每次10组（图5-3）。

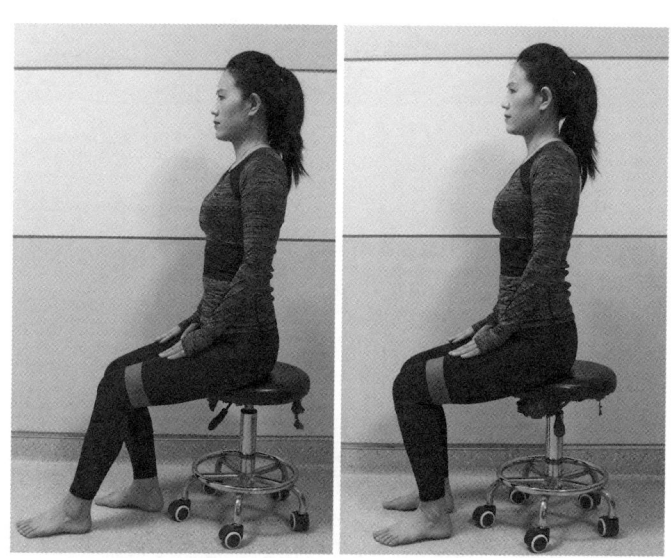

图5-3 坐位屈伸膝关节训练

18. 绑带辅助伸展小腿肌肉训练怎么做？

答 （1）先准备一条绑带，坐在床上，向前伸直患肢。

（2）把绑带套在前脚掌上，将绑带的两头合在一起用两手抓住，向身体侧轻轻地牵拉，尽量让脚趾指向自己，保持膝关节不要弯曲，保持小腿后侧紧张感，直到膝关节上方有力量加持的感觉。

（3）小腿三头肌牵伸训练属于柔韧性训练，每次坚持5秒钟，然后放松。重复10次（图5-4）。

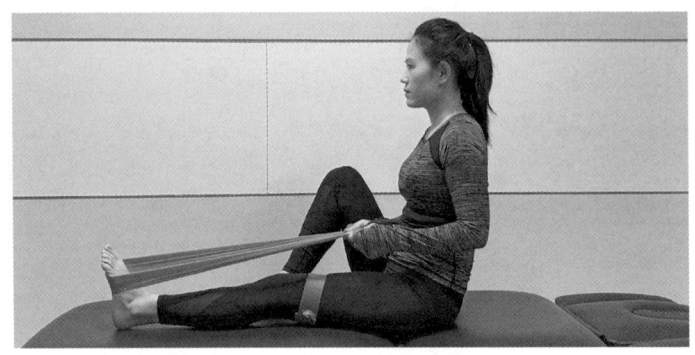

图 5-4　绑带辅助伸展小腿肌肉训练

19. 仰卧位股四头肌训练怎么做？

答 （1）躺在床上，向前伸直患肢。

（2）主动向上伸脚趾，同时绷紧大腿的肌肉，而膝关节则要尽可能向下压，不离开床。

（3）每次坚持 5 秒钟，然后放松。重复 10 次（图 5-5）。

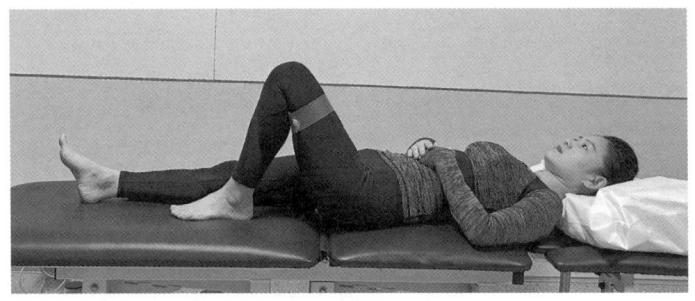

图 5-5　仰卧位股四头肌训练

20. 俯卧位股四头肌训练怎么做？

答 （1）准备一条毛巾或绑带。趴在床上，将毛巾或绑带套在脚踝上。

（2）双手拉住毛巾或绑带的两个端头，将脚踝尽力拉向臀部。每次坚持 5 秒钟，然后放松。重复 10 次。该训练主要是锻炼大腿前方的肌肉群（图 5-6）。

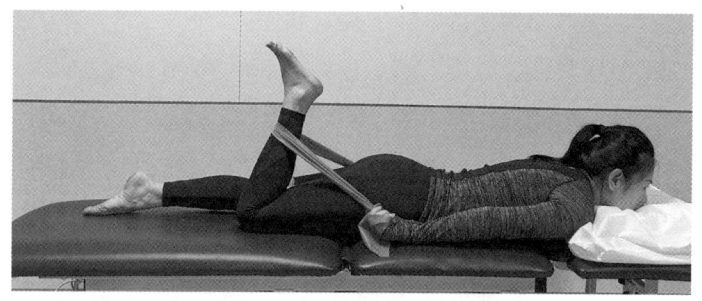

图 5-6　俯卧位股四头肌训练

21. 毛巾卷辅助卧位股四头肌等长收缩训练怎么做？

答 （1）先做一个毛巾卷（毛巾卷的直径约 10 cm）。躺在床上，把毛巾卷放在患肢的膝关节下方。

（2）主动向上提升脚趾，脚跟离开床面，但大腿始终放在毛巾卷上。

（3）每次坚持 5 秒钟，然后放松。重复 10 次（图 5-7）。

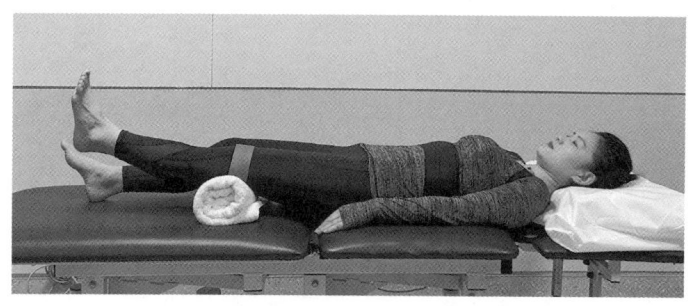

图 5-7　毛巾卷辅助卧位股四头肌等长收缩训练

22. 床边坐位股四头肌训练怎么做?

答（1）坐在床边,患肢放在床上。

（2）健侧肢体的脚踩在地面上作为支撑。

（3）双手向前伸直并向前屈曲上半身,直到大腿后侧有力量加持的感觉。患肢始终保持在床上伸直状态。

（4）每次坚持 5 秒钟,然后放松。重复 10 次（图 5-8）。

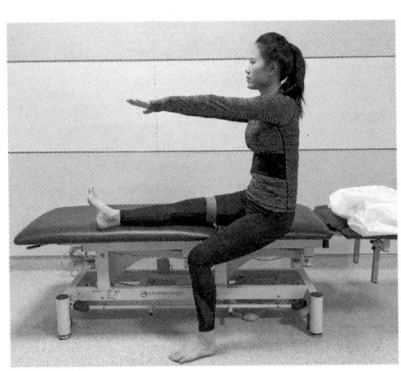
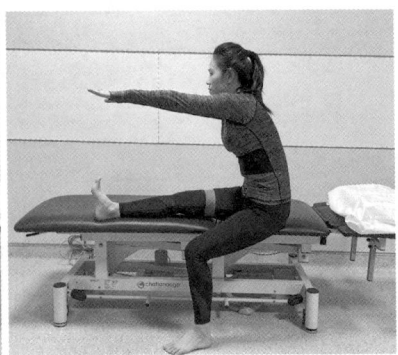

图 5-8　坐位股四头肌训练

23. 椅子坐位股四头肌训练怎么做?

答（1）坐在椅子上,脚踩在地面上。

（2）抬起患肢的脚,尽量伸直膝关节,保持上半身不要弯曲。

（3）每次坚持 5 秒钟,然后放松。重复 10 次（图 5-9）。

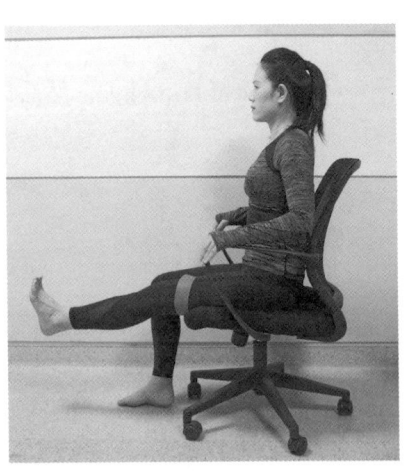

图 5-9　坐位股四头肌训练

24. 站立位股四头肌训练怎么做?

答 （1）站立位，用一只手扶住椅子的靠背或桌子。

（2）用一条毛巾或绑带套在患肢的踝关节上，用另一只手拉住毛巾的两个端头向后上方提拉，使膝关节屈曲，直到大腿前方肌群有力量加持的感觉。

（3）每次坚持5秒钟，然后放松。重复10次（图5-10）。

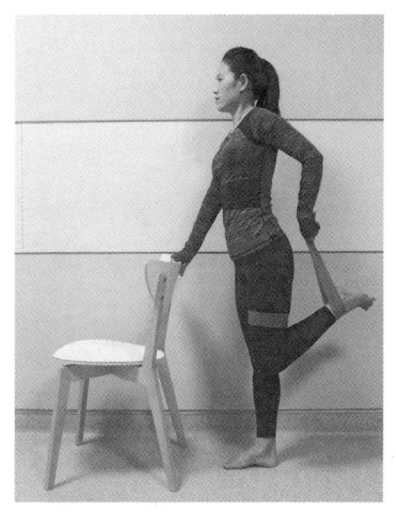

图5-10 站立位股四头肌训练

25. 直腿抬高训练怎么做?

答 直腿抬高训练属于力量训练。

（1）取仰卧位平躺于床面，健侧腿屈曲，患肢伸直。

（2）将患肢抬离床面约30 cm，保持5秒钟，缓慢放下患肢，放松5秒钟，再重复10次该动作（图5-11）。

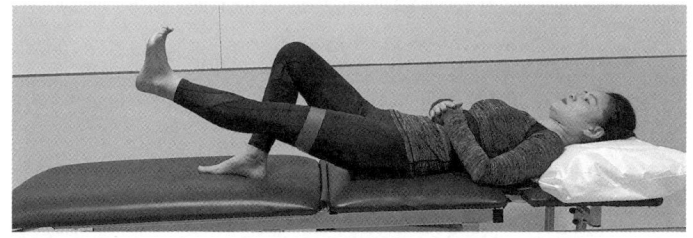

图5-11 直腿抬高训练

26. 坐位腘绳肌拉伸训练怎么做?

答 将患肢膝盖伸直，脚后跟着地，手用力向下压住膝盖，保持大腿后侧紧张感，每次持续20~30秒，一次3组（图5-12）。

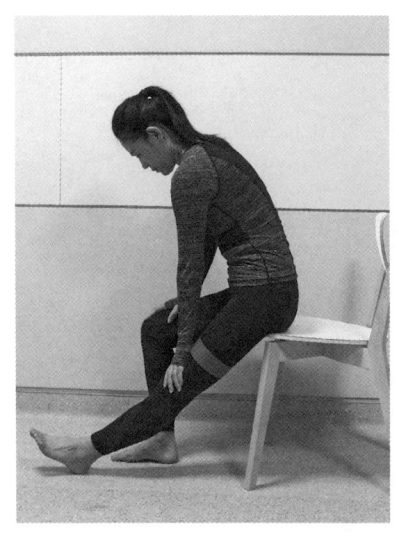 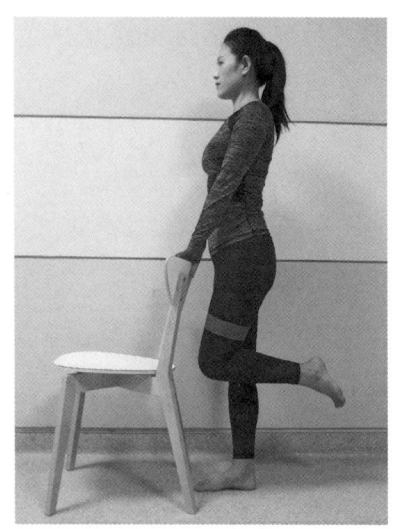

图 5-12　坐位腘绳肌拉伸训练　　图 5-13　站立位腘绳肌力量训练

27. 站立位腘绳肌力量训练怎么做？

答（1）取站立位，背部挺直。

（2）患肢屈膝并把脚抬离地面 5 秒钟，把脚放回地面，放松 5 秒钟。

（3）当腿部力量有所增强的时候，可以在踝部绑一个沙袋以增加该训练的难度。增加的重量要根据自己的情况而定，但一般从 0.45 公斤开始逐渐增加（图 5-13）。

28. 比目鱼肌力量训练怎么做？

答（1）面墙而站，距墙保持一脚的距离。

（2）患侧腿在前，健侧腿在后，前腿弓，后腿绷，双手向前平举贴紧墙面，后脚跟紧贴地面并同时稍微屈曲膝关节，再向墙面稍作倾斜。

（3）每次坚持 5 秒钟，然后放松。重复 10 次（图 5-14）。

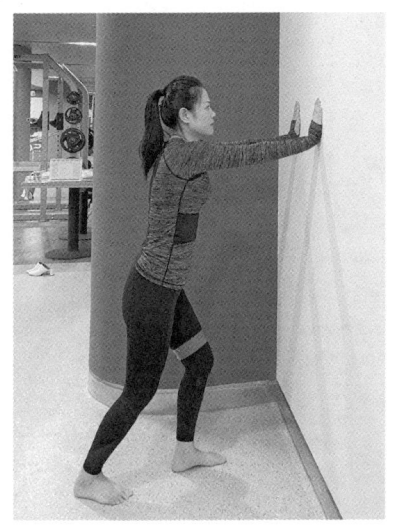 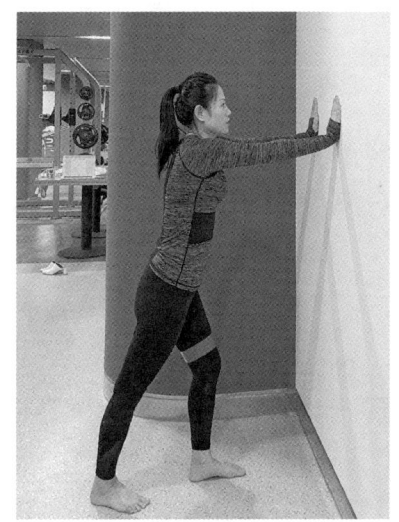

图 5-14　比目鱼肌力量训练　　　图 5-15　跟腱力量训练

29. 跟腱力量训练怎么做？

答 这是一个强化小腿肌肉的训练。

（1）面墙而站，距墙保持一脚的距离。

（2）患侧腿在前，健侧腿在后，前腿弓，后腿绷，双手向前平举贴紧墙面，后腿的后脚跟紧贴地面，腿伸直，向前倾斜身体，保持背部挺直，小腿肚的肌肉要有用力的感觉。

（3）每次坚持 5 秒钟，然后放松。重复 10 次（图 5-15）。

30. 弹力带辅助膝关节拉伸训练怎么做？

答（1）在椅子上坐好。

（2）将一根弹力带的一端绑在椅子腿上，另一端绑在患肢的踝关节上。

（3）向前拉伸膝关节对抗弹力带的阻力。

（4）每次坚持 5 秒钟，然后放松。重复 10 次（图 5-16）。

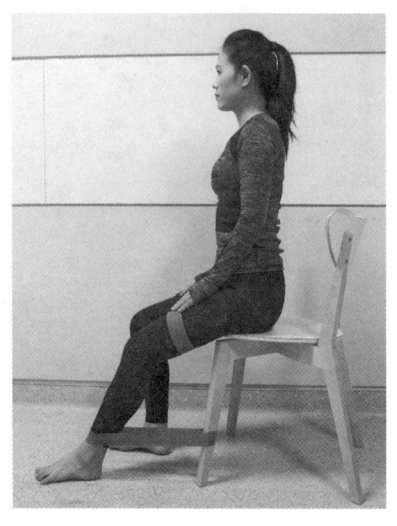 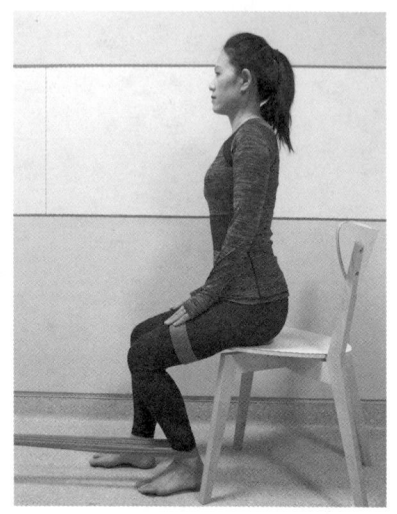

图 5-16　弹力带辅助膝关节拉伸训练　　图 5-17　弹力带辅助膝关节屈曲训练

31. 弹力带辅助膝关节屈曲训练怎么做?

答（1）在椅子上坐好。

（2）将一根弹力带的一端绑在桌子腿上，另一端绑在患肢的踝关节上。屈膝以对抗弹力带的阻力。

（3）每次坚持 5 秒钟，然后放松。重复 10 次（图 5-17）。

32. 椅边站起训练怎么做?

答（1）找一张带扶手的适当高度的椅子。

（2）坐在椅子边上，双手用力扶着扶手慢慢站起来保持 5 秒钟，然后放松，重复 10 次。

（3）随着肌肉力量的加强，要尽可能少地借用双手的力量，直到把自己完全坐进椅子里而不是椅子边上（图 5-18）。

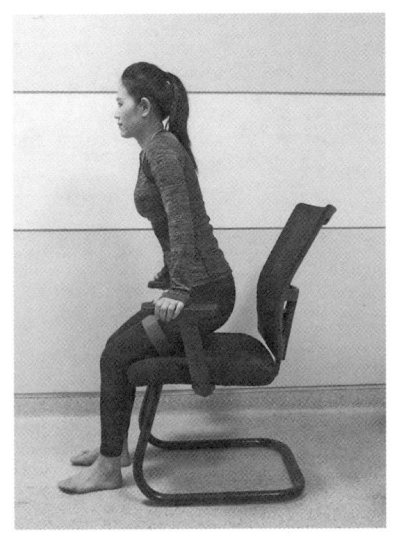 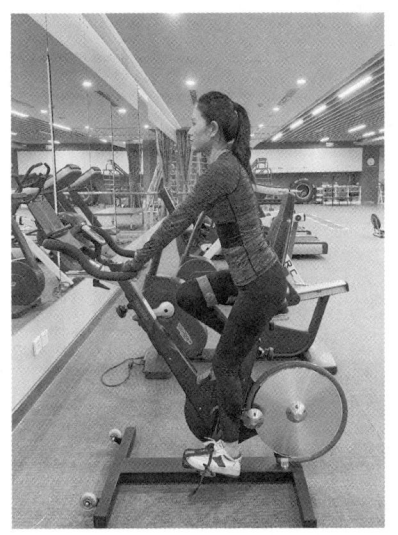

图 5-18 椅边站起训练　　　　图 5-19 骑车训练

33. 骑车训练怎么做？

答（1）首先要将自行车的车座调节在一个适当的高度上，在这个高度上，患者的腿要能使得上劲，膝关节没有疼痛的感觉且全身要感觉舒适。

（2）车座的高度根据需要可以随时调整，随着力量的加强，可以逐渐增加一些阻力（图 5-19）。

34. 靠墙训练怎么做？

答（1）离墙一脚的距离，背对墙站好。

（2）两脚分开，与肩的宽度保持一致。

（3）背部向墙面靠拢，屈曲膝关节保持在一个舒适的水平，确认膝关节没有超过踝关节，在这个姿势上坚持的时间越长越好（图 5-20）。

35. 使用拐杖的目的是什么？

答 保持身体平衡，支撑保护双腿，在行走过程中起辅助作用，增强肌肉力量，促进功能恢复，预防血栓等并发症。

36. 什么样的人不能使用拐杖？

答 上肢活动受限或上肢力量不足以支撑拐杖的患者，下肢肌力不足以支撑体重的患者，不能保证身体平衡的患者，患有神经、精神功能障碍无法掌控拐杖的患者。

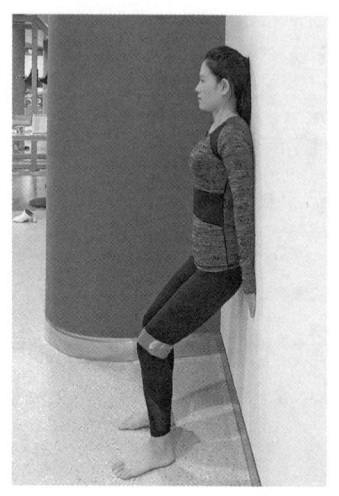

图 5-20　靠墙训练

37. 什么样的人适合使用拐杖？

答 下肢损伤的患者，下肢有各种疾患造成走路困难的患者，膝关节、髋关节或腿部接受过手术的患者，各种需要辅助站立及行走的患者。

38. 在患者扶拐行走前，医护人员要指导其做好哪些准备？

答（1）指导患者做好上肢肌力的训练。

（2）指导患者能够从卧位变换成坐位。

（3）指导患者能够在床旁站立，站立时身体保持平稳，无头晕、目眩、血压下降等情况发生。

39. 使用拐杖时的四点步态法怎么做？

答 四点步态法是较安全而缓慢的步态，具体做法是：

（1）准备位：两脚稍微分开站立，两手分别握住拐杖放在身体的左右两侧，拐杖的位置不要超过脚尖（图 5-21a）。

（2）按照图示的顺序迈脚和用拐：右拐向前—左脚跟上—左拐向前—右脚跟上（图5-21b～e）。

（3）切记：速度要慢，脚步要稳，不要跌倒。

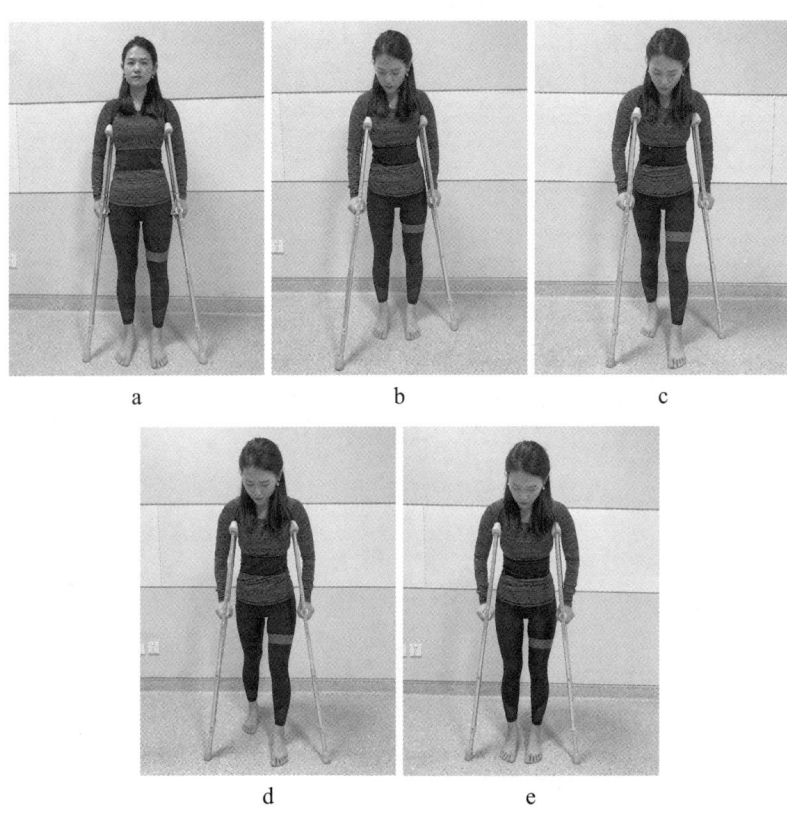

图 5-21 四点步态法

40. 使用拐杖时的三点步态法怎么做？

答 三点步态法是比较快速移动的步态，具体做法是：

（1）准备位：两脚稍微分开站立，两手分别握住拐杖放在身体的左右两侧，拐杖的位置不要超过脚尖（图5-22a）。

（2）两侧拐杖同时向前跨出约一脚的距离，身体保持平衡，不要左右摇摆（图5-22b）。

（3）患肢跟上并与双侧拐平齐，不要超过双侧拐（图5-22c）。

（4）健肢再向前跟上（图5-22d）。

（5）此法更适用于单侧人工髋关节置换术后患者。

（6）切记：速度要慢，脚步要稳，不要跌倒。

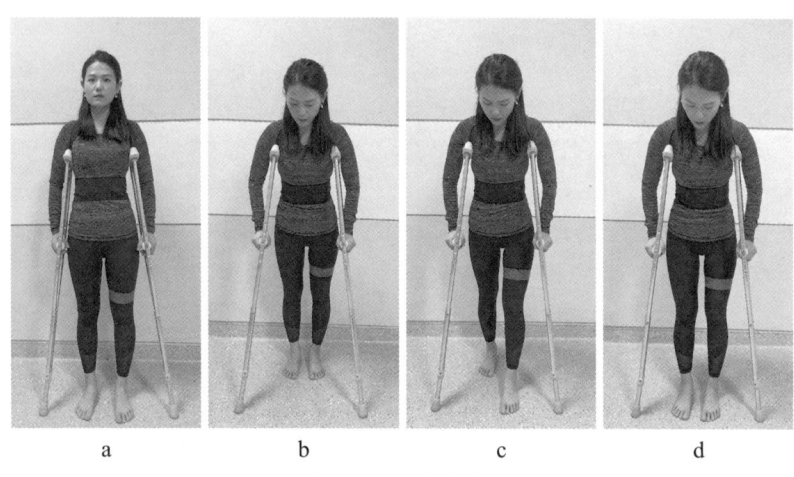

图5-22 三点步态法

41. 使用拐杖时的两点步态法怎么做？

答（1）准备位：两脚稍微分开站立，两手分别握住拐杖放在身体的左右两侧，拐杖的位置不要超过脚尖（图5-23a）。

（2）右侧拐杖与左脚同时向前迈出（图5-23b）。

（3）左侧拐杖与右脚同时向前迈出（图5-23c）。

（4）切记：速度要慢，脚步要稳，不要跌倒。

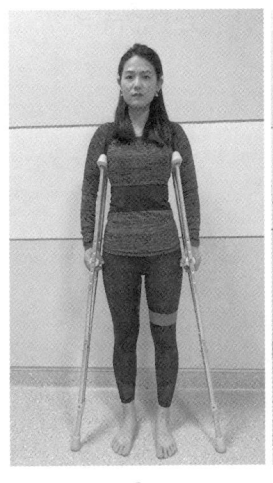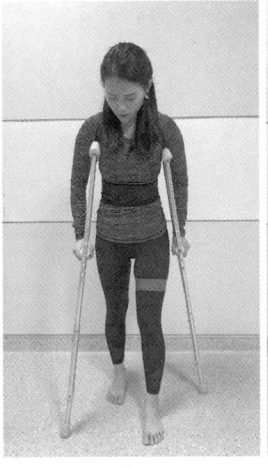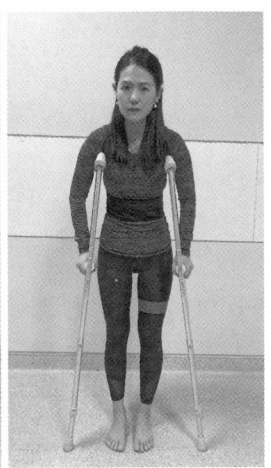

a　　　　　　　　b　　　　　　　　c

图 5-23　两点步态法

42. 膝关节术后患者如何进行上台阶的训练？

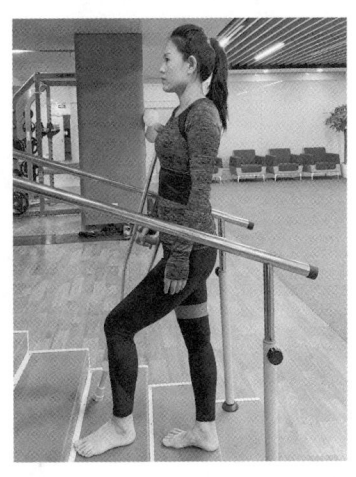

答　假设右侧下肢为患肢（图 5-24）。

（1）患者面朝台阶，双足离第一级台阶 5 cm 远，健侧足先迈上台阶，患者要将重量放在健侧肢体上。

（2）然后拐杖和患侧肢体跟着迈上台阶。

（3）切记：速度要慢，脚步要稳，不要跌倒。

图 5-24　膝关节术后上台阶训练

43. 膝关节术后患者如何进行下台阶的训练？

答　假设右侧下肢为患肢（图 5-25b）。

（1）面向台阶，将患侧足放在台阶边缘，将拐杖挪到下一节台阶上。

（2）先将患侧腿迈到下一节台阶。

（3）再将健侧腿迈到下一台阶。

（4）切记：速度要慢，脚步要稳，不要跌倒。

44. 什么是"好上坏下"的原则？

答 "好上坏下"的原则是指在拐杖辅助下练习上下楼梯或台阶时，两条腿的先后位置总是健侧腿在上，患侧腿在下（图5-25）。

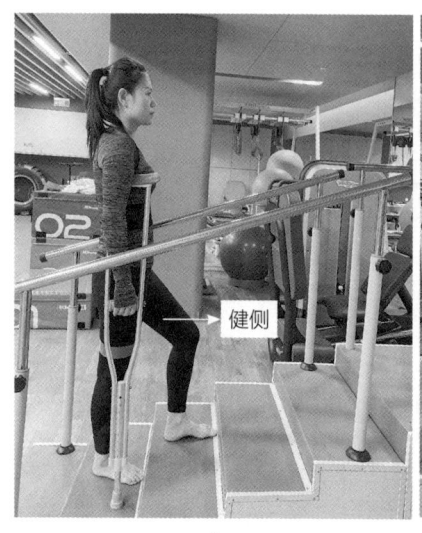
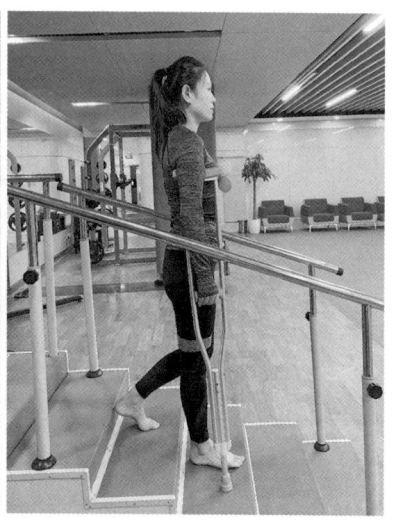

a　　　　　　　　　　　　b

图 5-25 "好上坏下"原则

第 3 节

髋关节功能锻炼及康复

1. 人工髋关节置换术后睡眠时应该采取什么姿势?

答 (1) 平卧位时:两腿伸直、放松,两个脚尖朝上,两腿之间始终要放置一个枕头,避免患髋内收(图 5-26a)。

(2) 侧卧位时:患肢在上,两膝之间放置一个枕头,髋关节不要内收、内旋,以预防髋关节脱位(图 5-26b)。

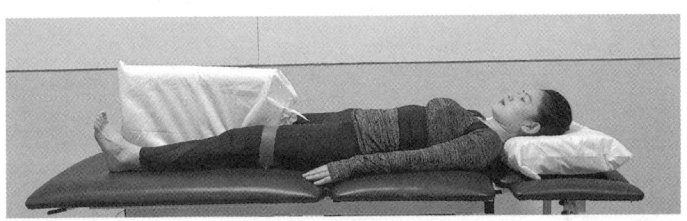

a. 平卧位

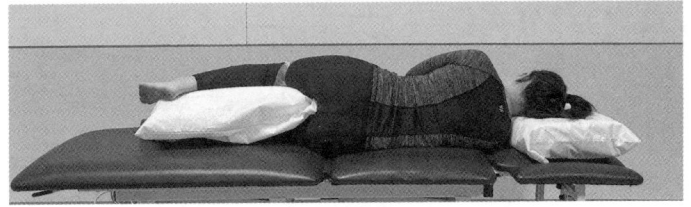

b. 侧卧位

图 5-26 人工髋关节置换术后睡眠姿势

2. 人工髋关节置换术后踝泵训练怎么做?

答 卧床期间,要主动做踝泵训练,预防下肢深静脉血栓的形成,为下床活动做好准备,具体做法为(图 5-27):

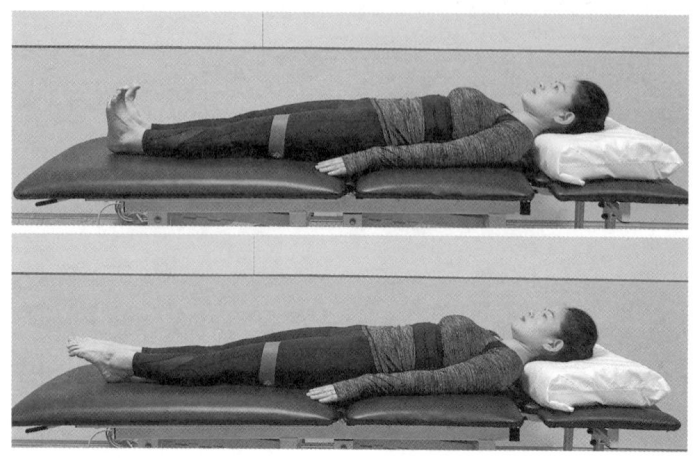

图 5-27　人工髋关节置换术后踝泵训练

（1）仰卧位，双腿伸直，大腿及双踝自然放松。

（2）缓慢但是用力地、在没有疼痛或者只有微微疼痛的限度之内，尽最大努力向上方勾脚，让脚尖尽量朝向自己，保持 5 秒钟。

（3）让脚尖向下踩，在最大位置保持 5 秒钟。

（4）每天做 3 次，每次 10 组。

3. 人工髋关节置换术后直腿抬高训练怎么做？

答　无论手术前后，只要不能下地，就要进行直腿抬高训练，有利于术后快速康复。具体做法为（图 5-28）：

（1）患者取仰卧位，腿伸直、放松，勾脚并将这条腿抬起，坚持 5 秒钟，再缓慢放下。

（2）大腿和床面呈 30º～40º（相当于脚后跟距离床面两只脚的高度）。

（3）两腿交替练习。

（4）每天做 3 次，每次 10 组。

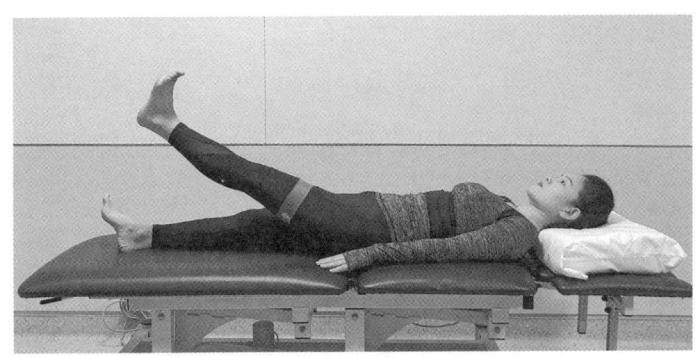

图 5-28　人工髋关节置换术后直腿抬高训练

4. 仰卧位滑移屈髋屈膝训练怎么做？

答（1）患者取仰卧位，两腿放松、伸直。

（2）屈曲患腿，让脚慢慢向臀部滑动并尽量贴近臀部保持 5 秒钟。

（3）放松，让脚回到原位。

（4）在滑动过程中，脚尖始终冲着前方并贴着床面，不要旋转。

（5）可以两腿交替进行。

（6）每天做 3 次，每次 10 组（图 5-29）。

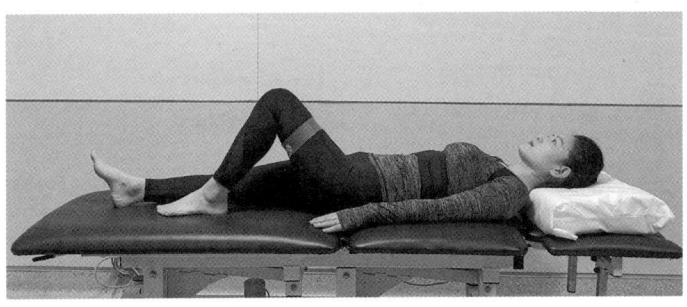

图 5-29　仰卧位滑移屈髋屈膝训练

5. 仰卧位抬腿屈髋屈膝训练怎么做？

答（1）患者取仰卧位，两腿放松伸直。
（2）将患侧腿抬起，同时屈膝。
（3）尽量屈髋到 90°，但不要超过 90°。
（4）脚尖始终冲着天花板，不要旋转。
（5）屈髋到 90° 时保持 5 秒钟。
（6）慢慢将腿放下。
（7）每天做 3 次，每次 10 组（图 5-30）。

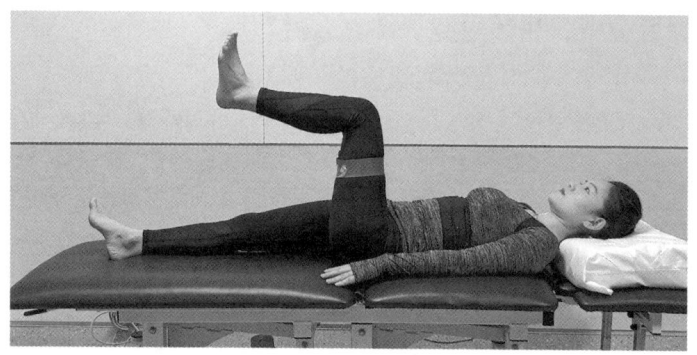

图 5-30　仰卧位抬腿屈髋屈膝训练

6. 仰卧位外展训练怎么做？

答（1）患者取仰卧位，两腿放松、伸直。
（2）患侧腿外展到最大角度时保持 5 秒钟。
（3）收回患侧腿，但内收时不要越过身体中线。
（4）脚尖始终冲着天花板，不要旋转。
（5）每天做 3 次，每次 10 组（图 5-31）。

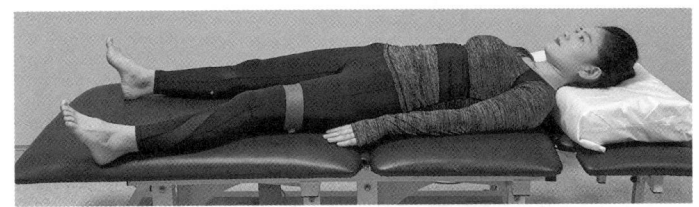

图 5-31　仰卧位外展训练

7. 人工髋关节置换术后怎样穿袜、穿鞋？

答（1）患者应选择容易穿脱的袜子和鞋，鞋子最好不要系鞋带的，袜子和鞋都不要过紧。

（2）可以使用穿袜器帮助穿脱袜子，使用长把的鞋拔子帮助穿脱鞋子。

（3）方法：患者坐在床上，把患肢的脚向前伸直平放在床上，使膝关节稍稍弯曲。

（4）注意不要从患肢外侧穿脱袜子和鞋。

8. 站立位髋关节后伸训练怎么做？

答　髋关节后伸训练属于力量训练（图 5-32）。

（1）准备一把不带轮子的椅子。

（2）患者取站立位，收紧臀部肌肉，将腿伸直向后方抬起至最高点后回到初始位置。

（3）每天做 3 次，每次 10 组。

9. 站立位髋关节外展训练怎么做？

答　髋关节外展训练属于力量训练（图 5-33）。

（1）准备一把不带轮子的椅子。

（2）患者站立在椅背旁边，用一只手扶住椅背做辅助支撑，躯干挺直。

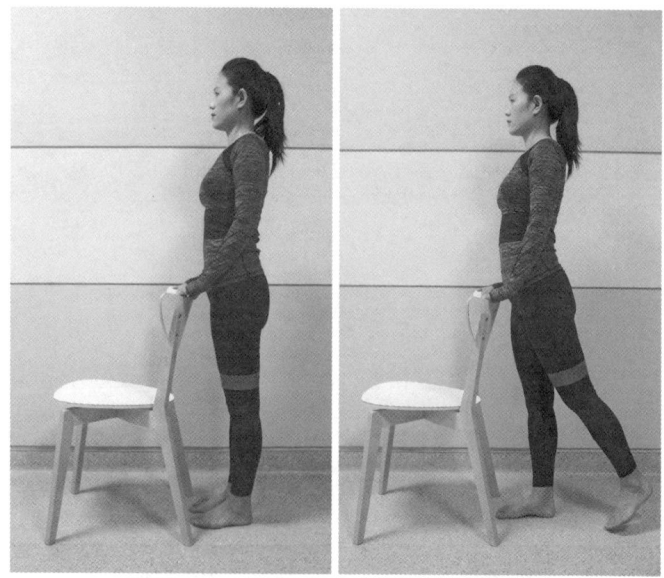

图 5-32 站立位髋关节后伸训练

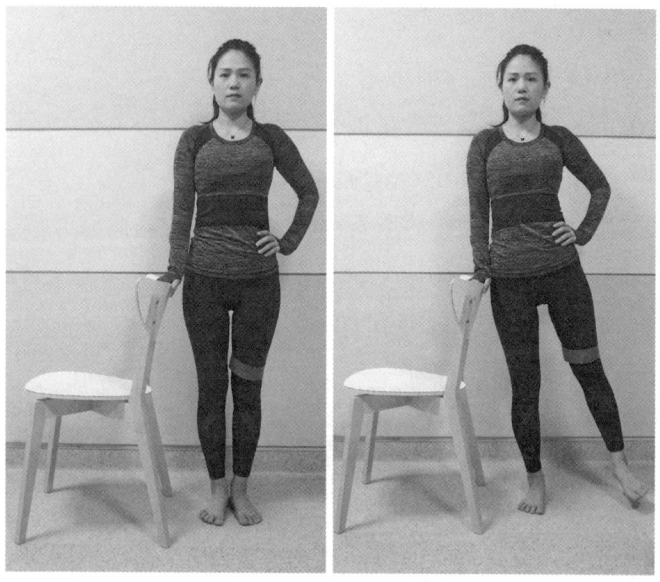

图 5-33 站立位髋关节外展训练

（3）将患肢伸直并向身体外侧抬高，到最高点后维持 10 秒钟，然后回到初始位置。

（4）每天做 3 次，每次 10 组。

10. 使用助行器的目的是什么？

 助行器能够辅助人体支撑体重，保持身体平衡和行走安全；增加人体站立时与地面的接触，在中心处于一定位置时，接触面积越大，人体越稳定。因此，对于腿脚不方便的老人、腿脚有疾患或做过手术的人，或截瘫、偏瘫后导致患侧肢体肌力减弱，或双下肢无力、不能很好地支撑体重等情况时，使用助行器会起到很好的辅助作用，极大地提高人的生活质量。

11. 使用助行器的适应证是什么？

（1）单侧下肢无力，如偏瘫患者。

（2）全身或双下肢肌力弱。

（3）全身协调性差（平衡感差）。

（4）需要广泛支持的老年人。

12. 使用助行器时要注意什么？

（1）每次使用前要对助行器的稳固性进行检查，确认稳定后方可使用。

（2）定期检查并更换磨损的助行器脚，若出现松脱、裂纹或腐蚀，要及时给予更换。

（3）助行器上不应挂太多杂物，以免影响患者行走。

（4）每次训练的时间不宜过长，以患者不累为原则。

13. 行走时如何正确使用助行器？

（1）患者站立于助行器中间，让助行器对患者形成前方、左边、右边三方包围，家属可站在侧后方，这样形成对患者的全方位保护。

（2）患者双手紧握助行器的左右两侧扶手，向前移动助行器 25~30 cm。

（3）向前移动患肢，但不要超过助行器。

（4）最后健侧跟上。

14. 怎样由助行器转移到床上？

答（1）双手扶助行器背对床站立，患肢在前，健肢在后。

（2）伸直患肢，屈曲健肢，坐于床边。

（3）慢慢用双手将患肢托住，同时转动身体将患肢平移到床上。

（4）用双上肢撑起上身同时健肢跟上。

（5）继续伸直患肢，利用双手与健肢逐渐挪动身体至床中间，选取舒适体位休息。

15. 怎样由床上转移到助行器上？

答（1）屈曲健侧下肢，伸直患肢，用双肘支起上半身坐起。

（2）利用双手及健肢将臀部与患肢向床边移动，继续伸直患肢。

（3）逐渐挪动身体坐于床旁，健肢脚先踩地，然后患肢脚再踩地。

（4）坐直上身，双手握紧助行器两侧扶手，缓慢站起。

（5）切记：站稳后，头不晕再开始行走，动作要慢，不要跌倒。

16. 在助行器辅助下如何坐下？

答（1）使用带扶手的硬面椅子，椅面的高度要高于膝关节的高度。

（2）患者背朝椅子，腿的后面可顶住椅子的边缘（图5-34a）。

（3）患侧手扶住椅子的扶手，健侧手扶住助行器，身体前倾（图5-34b）。

（4）慢慢坐下，患侧腿向前伸直，健侧腿弯曲，将助行器放在伸手可及的地方（图5-34c）。

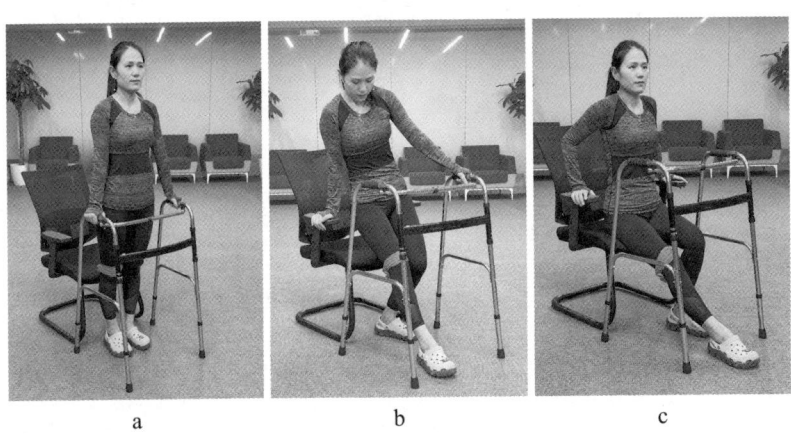

图 5-34　助行器辅助坐下

17. 在助行器辅助下如何站起？

答（1）将臀部一点点慢慢滑到椅子的边缘，患侧腿伸直，健侧腿弯曲（图5-35a）。

（2）两手分别扶住椅子的两侧扶手，借助椅子力量将身体抬起，同时健侧腿用力向上（图5-35b）。

（3）将身体重量转移到健侧腿上，两手分别扶住助行器站起。患侧肢体收回，与健侧肢体保持在同一条直线（图5-35c）。

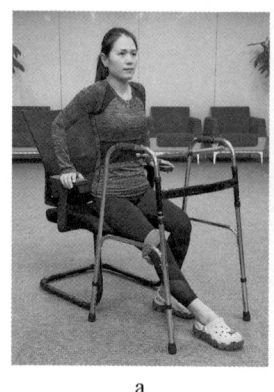
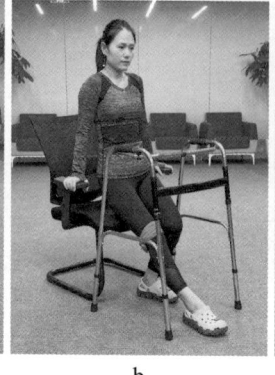
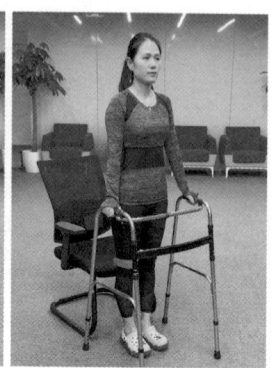

a　　　　　　　　　b　　　　　　　　　c

图 5-35　助行器辅助站起

18. 双拐辅助抬腿训练怎么做？

答（1）扶双拐平稳站立。

（2）患侧腿屈膝，同时抬起。

（3）尽量使大腿与躯干呈 90°，但不超过 90°。

（4）保持 5 秒钟。

（5）慢慢将患侧腿放下，站稳。

（6）每天做 3 次，每次 10 组（图 5-36）。

19. 双拐辅助外展训练怎么做？

答（1）扶双拐平稳站立。

（2）将患侧腿抬起向外侧展开。

（3）在最大角度保持 5 秒钟。

（4）将患侧腿慢慢收回，站稳。

（5）每天做 3 次，每次 10 组（图 5-37）。

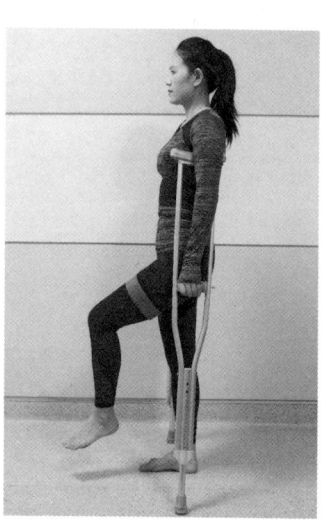

图 5-36　双拐辅助抬腿训练

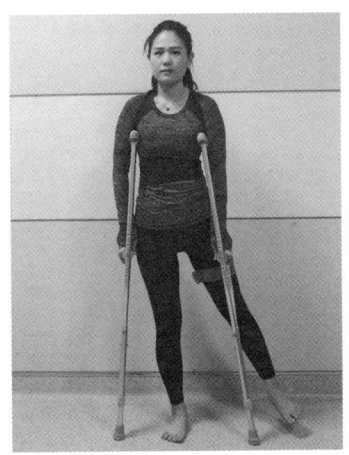

图 5-37 双拐辅助外展训练

20. 双拐辅助后伸训练怎么做?

（1）扶双拐平稳站立。

（2）将患侧腿抬起并尽最大力量向后伸腿。

（3）在最大角度保持 5 秒钟。

（4）将患侧腿慢慢收回，站稳。

（5）每天做 3 次，每次做 10 组（图 5-38）。

21. 侧卧抬腿训练怎么做?

（1）该训练于术后 2 周以后开始。

（2）取侧卧位，患侧腿在上方。

（3）将患侧腿向上方抬起，保持 5 秒钟。

（4）将患侧腿慢慢放下。

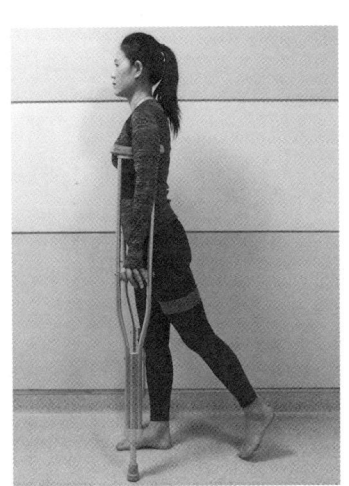

图 5-38 双拐辅助后伸训练

（5）每天做 3 次，每次 10 组（图 5-39）。

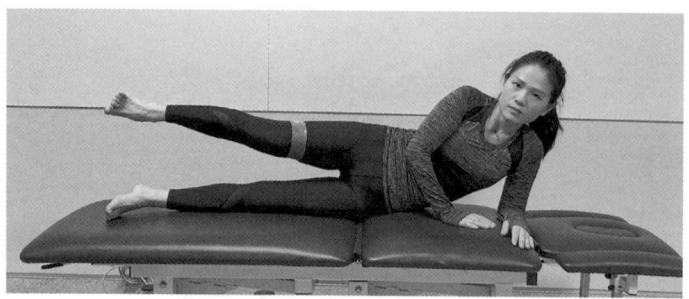

图 5-39　侧卧抬腿训练

22. 俯卧抬腿训练怎么做？

答（1）该训练于术后 2 周开始。

（2）取俯卧位，两腿伸直，自然放松。

（3）双手交叉放于胸前。

（4）将患侧腿向上抬起到最大位置，保持 5 秒钟。

（5）将患侧腿慢慢放下。

（6）每天做 3 次，每次 10 组（图 5-40）。

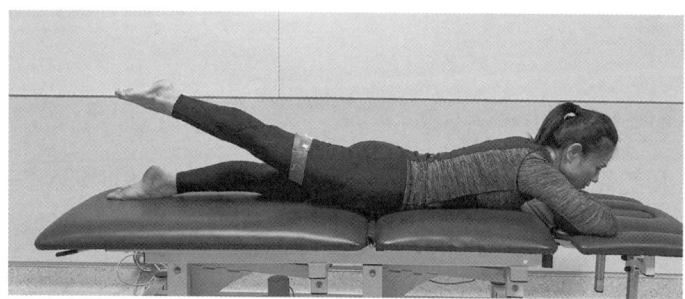

图 5-40　俯卧抬腿训练

23. 搂腿训练怎么做？

答（1）该训练于术后 3~4 周开始，此时躯干与大腿的角度可以小于 90°。

（2）准备一把硬面的椅子。

（3）患者坐在椅子上，双腿自然垂下，放松。

（4）用双手抱住患侧腿，慢慢地靠近胸部，动作不能过快、过猛，要逐渐让大腿贴近胸部。

（5）每天做 3 次，每次 10 组（图 5-41）。

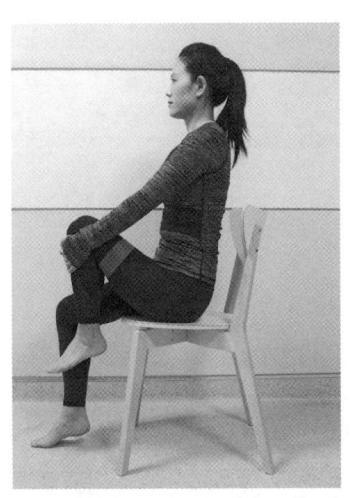

图 5-41　搂腿训练

24. 人工髋关节置换术后患者应该怎样上下轿车？

答 以患者从轿车的右侧车门上车为例。最好选择后排座椅（图 5-42）。

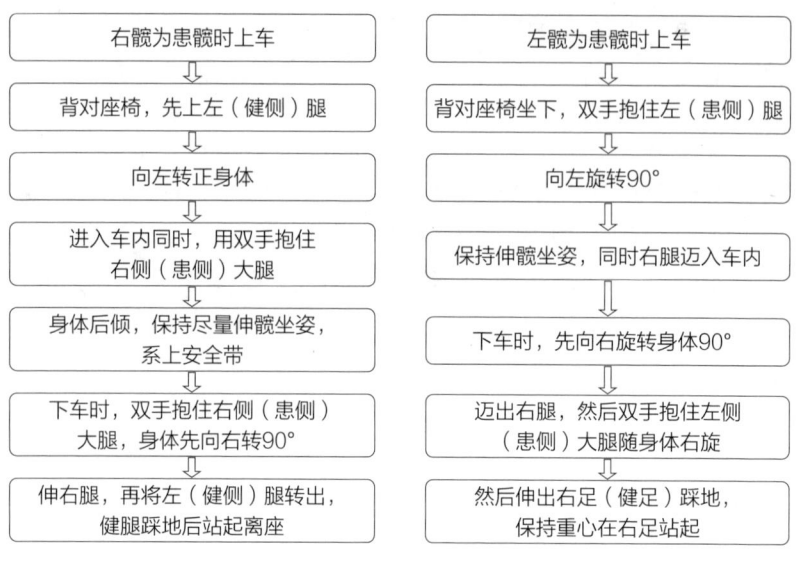

图 5-42 人工髋关节置换术后患者上下轿车方法